治未病工程系列丛书

灸法养生指南

主编 赵 琛 刘世敏

U0397181

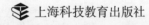上海科技教育出版社

图书在版编目(CIP)数据

灸法养生指南/赵琛,刘世敏主编. —上海:上海科技教育出版社,2022.3

(治未病工程系列丛书)

ISBN 978-7-5428-7638-6

Ⅰ.①灸… Ⅱ.①赵…②刘… Ⅲ.①灸法—关系—养生(中医) Ⅳ.①R245.8②R212

中国版本图书馆CIP数据核字(2021)第261620号

责任编辑　蔡　婷
装帧设计　李梦雪

治未病工程系列丛书

灸法养生指南

主编　赵　琛　刘世敏

出版发行　**上海科技教育出版社有限公司**
　　　　　(上海市闵行区号景路159弄A座8楼　邮政编码201101)

网　　址　www.sste.com　www.ewen.co
经　　销　各地新华书店
印　　刷　上海昌鑫龙印务有限公司
开　　本　720×1000　1/16
印　　张　12.25
版　　次　2022年3月第1版
印　　次　2022年3月第1次印刷
书　　号　ISBN 978-7-5428-7638-6/R·481
定　　价　88.00元

编写者名单

丛书顾问　吴焕淦

主　　编　赵　琛　刘世敏

副 主 编　史晓岚　马　杰　秦　梦

总　序

中医药学包含着中华民族几千年的健康养生理念及临床实践经验，是中华文明的瑰宝，凝聚着中华民族的博大智慧。新中国成立以来，我国中医药事业取得显著成就，为增进人民健康作出了重要贡献。

2019年10月，中共中央总书记、国家主席、中央军委主席习近平对中医药工作作出重要指示："要遵循中医药发展规律，传承精华，守正创新，加快推进中医药现代化、产业化，坚持中西医并重，推动中医药和西医药相互补充、协调发展，推动中医药事业和产业高质量发展，推动中医药走向世界，充分发挥中医药防病治病的独特优势和作用，为建设健康中国、实现中华民族伟大复兴的中国梦贡献力量。"

2021年11月，中国中医科学院院长黄璐琦院士在《人民日报》发表署名文章《发挥中医药优势　推进健康中国建设》，其中谈到"治未病"是中医药优势和特色的重要体现。中医药提倡"预防为先"，融预防保健、疾病治疗和康复养生为一体，满足人民群众全方位、多层次、多样化的健康需求。树立大卫生、大健康理念，把以治病为中心转变为以人民健康为中心，让中医药全程参与到全生命周期的卫生与健康服务之中，在健康中国主战场发挥出更加重要的作用。

为进一步落实践行《"健康中国2030"规划纲要》《"健康上海2030"规划纲要》的建设目标与要求，进一步完善本市中医治未病健康服务平台，创新中医治未病服务模式，提升中医治未病服务能级，培养治未病应用型服务人才，实现中医治未病服务健康持续发展，在上海市卫生和健康委员会、上海市中医药管理局、上海市"治未病"发展研究中心的指导下，上海中医药大学针灸推拿学院充分发挥学科专业优势，在"跨界协同育人服务学生成长导师团"的架构下，组织召集校本部及附属医院的专家团队与学生骨干，编写了治未病工程系列丛书，体现了学科育人的特色，培养了一批高质量的中医治未病青年生力军。

　　首批付梓的三本图书分别是《二十四节气养生》《灸法养生指南》《儿童四时节令保健》，围绕二十四节气的节令特点，综合了中医经络腧穴养生、灸法养生、功法养生、饮食起居等养生要素，学理清晰、图文并茂、通俗易懂、简便易学，既适合医务人员、养老服务工作人员、社区工作者开展科普宣传，又便于爱好中医养生的读者开展自我保健，有机融合了"未病先防"与"既病防变"，使"上工治未病"的中医智慧理念在维护人类全生命周期健康中发挥更大作用。

中国针灸学会副会长
上海市针灸学会会长
吴焕淦

目　录

第一章

概　　论

第一节　什么是灸法养生

灸法古称"灸焫"，也称艾灸。是以艾绒为主要材料，或者其他材料（如灯芯草等），点燃后直接或间接熏灼体表部位或穴位，作为治疗或预防疾病的一种手段。也可在艾绒中掺入少量辛温香燥的药末以加强温热的治疗作用。灸法具有温经通络、升提阳气、行气活血、祛寒除湿、消肿散结、回阳救逆等作用，可治疗多种疾病，并可用于养生。

养，即调养、保养、补养之意；生，即生命、生存、生长之意。养生，原指道家通过各种方法颐养生命、增强体质、预防疾病，从而达到延年益寿的一种医事活动。现代意义的养生指的是根据人的生命过程规律主动对机体与精神，进行一系列身心养护的活动。

中医养生以培养机体生机、预防疾病、争取健康长寿为目的。中医养生有食养、药养、针灸、按摩、经络养生、体质养生、气功养生、运动养生、房事养生、情志养生、睡眠养生、环境养生、起居养生、膳食养生、顺时养生、四季养生、部位养生、药物养生、沐浴养生、减毒养生、静坐养生等丰富多样的养生技术。

灸法养生是指运用各种灸法作用于人体穴位或部位，调节情志，增强体质、预防疾病。

第二节　灸法养生的发展史

春秋战国时期是灸法初步形成的时期。战国至秦汉时期的《黄帝内经》对于艾灸养生没有明确记载,但提出了"防重于治"的观点,并阐述了灸法温阳补虚的作用,这为后世保健灸法的创立和发展奠定了理论基础。《素问·骨空论》中提到的"大风汗出,灸䯿"说的就是一种保健灸法。

先秦两汉时期是灸法从实践发展至理论的奠基时期。这一时期出现了多部医学著作,例如,长沙马王堆出土的《阴阳十一脉灸经》《足臂十一脉灸经》最早记述了灸法。汉朝张仲景的《伤寒杂病论》《金匮要略》两本书中既有可灸、亦有禁灸的病症记载,对于后世灸疗临床具有重要的指导意义。

从两晋至唐宋,是我国针灸史上灸疗法发展史上最重要的时期。晋朝范汪所著《范东阳杂病方》中最早提出了预防用灸的思想,并把这种防病的灸法称之为"逆灸"。东晋葛洪《肘后备急方》中述及以艾叶重灸所居之室,可防止传染性疾病蔓延,这是目前记载最早的环境消毒方法,为古代防治传染病提供了一种途径。隋朝巢元方《诸病源候论》中记载了寒冷地区用灸法预防小儿惊风的方法,但他同时提出"不能不分寒热,一律给新生儿逆灸"的观点,体现了灸法保健仍应遵循辨证论治的思想。

唐朝孙思邈在《备急千金要方》中设"灸例"一篇专论灸法,他积极倡导用艾灸来养生保健,他还提出"膏肓灸无所不治","此灸讫,令人阳气康盛"。唐朝崔知悌善灸骨蒸之法,其著作《骨蒸病灸方》所载灸法取穴严谨,灸药配合,体现了灸法的祛邪扶正之功效,对很多慢性虚劳性疾病都有很好的疗效。唐朝另一著名医家王焘在其著作《外台秘要》不但所载诸病皆以灸法治疗,而且专设灸法篇章,提倡灸疗保健,还提及30岁以上灸足三里,有降逆明目的保健作用。唐朝佚名氏撰《黄帝明堂灸经》(本书曾收载于北宋王怀隐编撰的《太平圣惠方》第一百卷中,后又单独刊行)是艾灸专著,尤其重视灸法的保健作用,书中有言,"凡人未中风时……此乃将中风之候也。便须急灸三里穴与绝骨穴,四处各三壮",这是灸足三里、绝骨穴预防中风发生的案例。

南宋窦材的《扁鹊心书》中记载了大量有关灸法临床运用的方法及验案。他认为,医者"须识扶阳",尤其老年人,阳气渐衰,下元虚惫,更应以"保扶阳气"为本。"夫人之真元乃一身之主宰,真气壮则人强,真气虚则人病,真气脱则人死",而艾灸则是扶阳保气的第一要法;关元为全书使用次数最多的穴位,他认为关元可"救肾气""保肾气",既能预防保健,又能防病传变。南宋庄绰的《灸膏肓俞穴法》是一部以灸治肺痨的专著,强调灸膏肓俞对痨瘵康复有重要而显著的作用。南宋医家张季明在《医说》中有"若要安,三里莫要干""三里者,五脏六腑之沟渠也,常欲宣即无风疾",认为灸足三里可以保健,还可预防中风。南宋王执中提倡"未病先防、已病常护",主张应以保养元气为法,重灸气海、关元、神阙等穴。他所著《针灸资生经》详细明言脐灸有壮补元气之功效,能强健身体、延年益寿,同时还从理论上阐述了气海穴的保健作用,并以自身为例作了进一步说明。

金元时期,针刺法的研究广受重视,但仍有医家不断完善、发展灸法。刘河间突破"热证忌灸"之说,明确指出"骨热……灸百会、大椎"等,并总结了引热外出、引热下行及泻督脉等多种"热证可灸"的方法。朱丹溪也有不少灸治验案的记载,如"一妇人久积怒,病痫,目上视,扬手掷足,筋牵,喉声流涎,定时昏昧,腹胀痛冲心,头至胸大汗,痫与痛间作,……乘痛时灸大敦、行间、中脘,……又灸太冲、然谷、巨阙及大指甲内间,又灸鬼哭穴,余证调理而妥"(《丹溪心法》)。危亦林在《世医得效方》中详细记载了刺灸法治疗的56个病症,其中灸法占80%,且涉及各科急性热病、时令病及惊、厥、损伤等病症;并提出"导阴毒宜灸"的观点,如"阴毒疾势困重,……则灼艾法惟良"

（《世医得效方·集论说》）；在操作层面，提出应根据病症虚实、部位不同而确定艾炷大小，如原文经常提到"竹筋大、麦粒大、绿豆大、雀粪大"等描述词或灵活地"大小以意斟量"之语；且多数用七壮、二七壮、三五壮等，完全抛弃晋唐时期动辄百壮的灸法；对于灸后的护理，危亦林也很重视，提出"以温汤浸手帕拭之"，"以柳枝煎汤洗后灸之"，确为经验之谈。罗天益则主张用灸法温补中焦，多取气海、中脘、足三里三穴施灸，在《卫生保健》中提出"灸气海以生发元气，滋荣百脉"。

明清时期是灸法发展相对缓慢阶段。明朝针灸大家杨继洲在《针灸大成》中记载"但未中风时，一两月前，或三四个月前，不时足胫上发酸重麻，良久方解，此将中风之候也。便宜急灸三里、绝骨四处，各三壮。后用生葱、薄荷、桃柳叶，四味煎汤淋洗，灸令祛逐风气自疮口出。如春交夏时，夏交秋时，俱宜灸，常令二足有灸疮为妙"。此为中风出现先兆时就应及早采用灸法进行保健预防。李梴的《医学入门》提出：针药所不及者，灸法从之，灸善温阳补虚，亦可泻热泻实，还提出以灸炼脐之法，强调"凡一年四季各熏一次，元气坚固，百病不生""益气延年"；书中记载神阙穴"人常依法熏蒸，则荣卫调和，安魂定魄，寒暑不侵，身体轻健，其中有神妙也"。龚廷贤的《寿世保元》第十卷特立"灸法"一章，书中所论保健灸颇有特色：以麝香为末放脐中，取龙骨、虎骨、蛇骨、附子、木香、雄黄、朱砂、五灵脂、小茴香、青盐等共为末，置麝香上，覆槐皮，用艾灸之，能起到补虚百病，益寿延年的作用；而《万病回春》记载了新生儿断脐后，用艾灸脐蒂可"外固脐蒂之坚牢，内得真气而不漏"，并强调成年人每年中秋日在肚脐施灸亦可"却病延年"；其操作是将麝香、丁香、青盐、夜明砂等药为末填脐中，上盖槐皮，置艾绒于其上施灸五六十壮，使遍身出汗，如不汗则三五日后再灸一百二十壮；龚氏称此方不但可治劳疾，"凡一年四季，各熏一次，元气坚固，百病不生，人常依法熏蒸，则荣卫调和，安魂定魄，寒暑不侵，身体可健，其中有神妙也。"明末张景岳的《类经图翼》辑录前人灸法验方数百个，书中记载"在神阙穴隔盐灸，著灸之三五百壮，不唯愈疾，而且延年"，还认为风门灸"能泻一身之热气，常灸之无痈疽疮疥等患"。清朝程芝田在《灸法心传》中倡导"护阳宜灸"，强调"真气壮则人强，真气虚则人病，真气脱则人死，盖气者，阳所生也；保命之法，当以灼艾第一"，认为艾灸可扶阳，扶阳则延衰。

自灸法出现到清朝以来，历代医家通过长期的临床实践，逐步发展和完善了灸法内容，积累了丰富的灸疗经验，古人养生保健尤重灸法。随着社会的发展，人们越来越意识到化学药物的危害，深感传统医学的必需。在预防医学逐渐兴起的今天，更应看到我国传统医学中的艾灸疗法在预防保健方面的巨大潜力，它对于"人人享有健康"这一目标的实现具有重大意义。

第二章

灸法养生的重要性

第一节　养生起源于中医治未病思想

治未病思想主要包括三个方面：一是未病先防，二是既病防变，三是愈后防复。养生即是"治未病"中"未病先防"的体现。中医养生重在整体性和系统性，原则是预防疾病，治未病。其养生观具有下面三个方面。

其一，天人合一的养生观。中医认为，天地是个大宇宙，人身是个小宇宙，天人是相通的，人无时无刻不受天地的影响，就像鱼在水中，水就是鱼的全部，水的变化，一定会影响鱼。同样地，天地的所有变化都会影响到人。所以中医养生强调天人一体，强调人与自然的一体，认为人应顺应自然环境、四时气候的变化，主动调整自我，保持与自然界的平衡以避免外邪的入侵。《周易》云"一阴一阳之谓道"；"法象莫大乎天地，变通莫大乎四时"。《老子》云"道法自然"，就是中医养生的基本要求。

其二，阴阳平衡的健康观。阴阳平衡的人就是最健康的人，养生的目标就是求得身心阴阳的平衡。什么是阴呢？阴就是构成身体的物质基础。什么是阳呢？阳就是能量，阴阳是相对的，凡是向上的、往外的、活动的、发热的，都属于阳；凡是向下的、往里的、发冷的，都属于阴。身体之所以会生病是因为阴阳失去平衡，造成阳过盛或阴过盛，阴虚或阳虚，只要设法使太过的一方减少，太少的一方增加，使阴阳再次恢复原来的平衡，疾病自然就会消失于无形了。所以，中医养生高度强调阴阳平衡。

其三,身心合一的整体观。中医养生注重的是身心两方面,不但注意有形身体的锻炼保养,更注意心灵的修炼调养,身体会影响心理,心理也会影响身体,两者是一体的两面,缺一不可。

第二节 养生服务于人民健康的卫生事业

养生又称摄生,就是通过养精神、调饮食、慎起居、练形体、适寒温等各种方法,保持身心健康,防患于未然,使人延年益寿。养生是我国人民传统的保健方法,具有悠久的历史、广泛的认同性和普遍开展的基础,是中医药治未病的体现。《中国科学技术史》作者李约瑟说:"在世界文化当中,唯独中国人的养生学是其他民族所没有的。"养生观的发展,不仅是促进中医治未病理念的推广,更是传承中医药文化、促进中医药养生保健知识和技术方法,走进家庭、走进社区、走进学校,在全民普及的有效方法,对于提高全民健康素质、健康水平具有十分重要的意义。

第三节 灸法养生的优势

灸法是传统中医的治疗手段,它与砭石(针刺)、汤液鼎足三分。灸源于火,且取材方便,操作简便。"灸"字在现存文献中最早提及的是《庄子·盗拓篇》:"丘所谓无病而自灸也",可见灸疗当时相当盛行。长沙马王堆出土的古医书《足臂十一脉灸经》《阴阳十一脉灸经》,这两本帛书治疗部分专用灸法,不用药物和针刺。可见,灸法在我国历史上和医学史上都具有显著的地位,灸法是中医的一大特色。灸疗的目的在于调动机体内在的积极因素,增进机体的防卫抗病能力。灸还有温养细胞、促进血液循环、增强机体抗病能力等作用。根据《黄帝内经》记载,人到了一定年龄后,或为肾虚,或为脾虚、或为肺虚,总可选用肾经、脾经、肺经的腧穴及其表里经的腧穴、膀胱经背俞穴、督脉及任脉腧穴进行施灸。这些腧穴不仅能振奋相应脏腑,或补肾,或健脾、或益肺,亦能调节全身功能。另外,艾火的温热刺激能直达肌体深部,经久不消,从而起到温通经脉、祛风散寒的作用,能使衰弱之机体旺盛,亢进之功能能抑制;虚寒者能补,郁结者能散,有病者能治,无病者能防,有健身延年的作用。明朝龚居中在《痰火点雪》(又名《红炉点雪》)一书中说:"灸法去病之功,难以枚举,凡虚实、寒热、轻重、远近,无往不宜。"

在当代,灸法以疗效显著,经济节约,简单易行而深受中医医家和患者青睐,是中医伟大宝库中的一颗明珠,在治疗和保健领域具有广泛的应用。随着现代临床及实验研究的不断深入,对灸法的作用机制也逐渐有了更深的认识。

第三章

经 络 腧 穴

第一节 经 络 概 论

一、经络的定义及作用

经络,是运行全身气血、联络脏腑肢节,沟通上下内外的通路,由经脉和络脉组成,其中经脉是主干,络脉是分支。现代研究认为,经络是机体细胞群、体液、组织液之间能量交换的通道,并且具有低电阻特性而确定了它的生理学的特性。

正常生理情况下,经络有运行气血,传导感应的作用;而在发生病变情况下,经络就成为病邪传递和反映病变的途径。

二、经络系统的组成

经络由经脉和络脉组成,其中经脉系统包括十二经脉、奇经八脉和十二经别、十二经筋、十二皮部;络脉系统包括十五络脉、孙络和浮络。它们纵横交贯,遍布全身,将人体内外、脏腑、肢节连接为一个有机整体(表3-1)。

十二经脉按其循行顺序分别称为:手太阴肺经、手阳明大肠经、足阳明胃经、足太阴脾经、手少阴心经、手太阳小肠经、足太阳膀胱经、足少阴肾经、手厥阴心包经、手少阳三焦经、足少阳胆经和足厥阴肝经。十二经脉是经络系统的主体,所以称其为"正经"。

奇经八脉是督脉、任脉、冲脉、带脉、阴维脉、阳维脉、阴跷脉、阳跷脉的总称,由于在分布规律和生理功能方面与十二经脉存在差异,故称为奇经八脉。

十二经别、十二经筋和十二皮部都是十二经脉的附属组织。其中十二经别,即别行的正经,是十二经脉在胸腹及头部的内行支脉,主要功能是加强和协调经脉与经脉之间、经脉与脏腑之间,以及人体各器官组织之间的联系。十二经筋是十二经脉之气濡养筋肉骨节的体系,是十二经脉的外周连属部分;经筋具有约束骨骼、屈伸关节、维持人体正常运动功能的作用,正如《素问·痿论》所说:"宗筋主束骨而利机关也。"人体十二经脉按其循行路线在皮肤各有其相应区域、划分为十二部分,即为十二皮部。十五络脉是指人体十二经脉加上躯干前的任脉、躯干后的督脉各自发出的一条络脉和躯干侧的脾之大络,共十五条;而发出络脉的部位,就称为络穴,络穴亦有十五。孙络和浮络,均为细小的分支,其数量众多而繁杂,此处略而不表。

表3-1　经络系统的组成

经络系统	经脉	十二正经	有脏腑直属,且表里相合的经脉,即手足三阴经和手足三阳经
		奇经八脉	既不直属脏腑,又无表里配合关系的经脉
		十二经别	从十二经脉四肢肘膝上下别出(离)、深入体腔(入)、浅出于体表(出)、上行头项部,在头项部合于相表里的阳经(合)
		十二经筋	十二经脉相对应的筋肉骨节部分
		十二皮部	十二经脉在皮肤处的循行路线
	络脉	十五络脉	十二正经各有一支络脉 任脉、督脉各有一支络脉 脾之大络
		孙络	络脉系统中细小的分支
		浮络	人体皮下较浅表的络脉(青筋)

第二节　腧　穴　概　论

一、腧穴定义

在中医学中，经络腧穴是至关重要的部分，《扁鹊心书》有"学医不知经络，开口动手便错"的说法。一般认为，经络是运行气血、联系脏腑和体表及全身各部的通道，是人体功能的调控系统；腧穴是经络上特殊的"点"，是人体脏腑经络气血在体表出入的特殊部位，也是中医外治法的基础。

二、腧穴的分类

人体腧穴可分为十四经穴、经外奇穴、阿是穴3类。

1. 十四经穴　是指具有固定的名称和位置，且分别归属于十四经脉系统的腧穴。这类腧穴具有治疗本经和相应脏腑病证的共同作用。十四经穴，可简称为"经穴"，是腧穴体系中的主体部分。根据国家技术监督局颁布的"中华人民共和国国家标准《经穴部位》"，十四经穴总计为362个。

2. 经外奇穴　是指既有一定的名称，又有明确的位置，但尚未归入十四经脉系统的腧穴。这类腧穴的常用范围比较单纯，多数对某些病证有特殊疗效，故又称"奇穴"。历代对经外奇穴的记载数目不一，也有一些经外奇穴在发展过程中被归入十四经穴。

3. 阿是穴　是指既无固定名称，亦无固定位置，而是以压痛点或病变局部或其他反应点等作为针灸施术部位的一类腧穴，又称"天应穴""不定穴""压痛点"等。唐朝孙思邈的《备急千金要方》载："有阿是之法，言人有病痛，即令捏其上，若里当其处，不问孔穴，即得便快或痛处，即云阿是，灸刺皆验，故曰阿是穴也。"阿是穴无一定数目。

三、特定穴

经络腧穴中存在一些既有特殊治疗作用,又有特定称号的腧穴,称为特定穴。特定穴有十大类,包括五输穴、原穴、络穴、郄穴、下合穴、八脉交会穴、背俞穴、募穴、八会穴,以及交会穴。

1. 五输穴　十二经脉分布在肘、膝关节以下的五类特殊穴位,分别为井穴、荥穴、输穴、经穴、合穴,总称五输穴。古人把气血在经脉中的运行比作水流,"井"是水之源头的意思;"荥"是指刚离开源头的微小水流,比喻经络中气血开始流动的地方;"输"是水流由小到大,由浅渐深的意思;"经"是水流宽大通畅的意思;"合"是江河之水汇流入海的意思。《灵枢·九针十二原》指出:"所出为井,所溜为荥,所注为输,所行为经,所入为合。"

2. 原穴、络穴　原气是人体生命活动的原动力,是十二经脉维持人体正常生理功能的根本;原穴是指脏腑原气输注、经过和留止于十二经脉四肢部的腧穴。十二原穴多分布于腕踝关节附近。阴经的原穴与输穴为同一穴,阳经的原穴位于输穴与经穴之间。

十五络脉从经脉分出的部位各有一个腧穴,称为络穴。其中,十二经脉的络穴位于四肢肘膝关节以下;任脉络穴位于上腹部;督脉络穴位于尾骶部;脾之大络络穴位于胸胁部。

3. 郄穴　各经脉在四肢部位经气深聚的部位,称为郄穴。郄穴共有16个,包括十二经脉各有一郄穴和奇经八脉中的阴维、阳维、阴跷、阳跷脉各有一郄穴。

4. 背俞穴、募穴　脏腑之气输注于背腰部的腧穴,称为背俞穴;六脏六腑各有一背俞穴,共12个。脏腑之气汇聚于胸腹部的腧穴,称为募穴;六脏六腑各有一募穴,共12个。

5. 下合穴　六腑之气下合于足三阳经的腧穴,称为下合穴。下合穴共有6个,分别是大肠之气下合于上巨虚,小肠之气下合于下巨虚,三焦之气下合于委阳,胃之气下合于足三里,胆之气下合于阳陵泉,膀胱之气下合于委中。

6. 八会穴 脏、腑、气、血、筋、脉、骨、髓等精气会聚的八个腧穴,称为八会穴。八会穴分散在躯干部和四肢部,其中脏会章门、腑会中脘、气会膻中、血会膈俞、骨会大杼位于躯干部;筋会阳陵泉、脉会太渊、髓会悬钟位于四肢部。

7. 八脉交会穴 是指十二经脉在四肢部联通奇经八脉的八个穴位,分别为后溪通督脉,列缺通任脉,公孙通冲脉,足临泣通带脉,外关通阳维脉,内关通阴维脉,申脉通阳跷脉,照海通阴跷脉。

8. 交会穴 两经或多经相交会的腧穴,称为交会穴。

四、体表解剖标志定位法

1. 体表解剖标志定位法 是以人体解剖学的各种体表标志为依据来确定腧穴定位的方法。体表解剖标志,可分为固定标志和活动标志两种。

(1) 固定标志 指在人体自然姿势下可见的标志,包括由骨节和肌肉所形成的凸起或凹陷、五官轮廓、发际、指(趾)甲、乳头、肚脐等。借助固定标志来定位取穴是常用方法,如鼻尖取素髎、两眉中间取印堂、两乳中间取膻中、脐中旁开2寸取天枢、腓骨小头前下方凹陷处取阳陵泉等。

(2) 活动标志 指在人体活动姿势下出现的标志,包括各部的关节、肌肉、肌腱、皮肤随着活动而出现的空隙、凹陷、皱纹、尖端等。例如:微张口,耳屏正中前缘凹陷中取听宫穴;闭口取下关穴。屈肘取曲池穴,展臂取肩髃穴;拇指上翘取阳溪穴,掌心向胸取养老穴等。

常用定穴解剖标志的体表定位方法如下:

第2肋:平胸骨角水平,锁骨下可触及的肋骨即第2肋。

第4肋间隙:男性乳头平第4肋间隙。

第7颈椎棘突:颈后隆起最高且能随头旋转而转动者为第7颈椎棘突。

第2胸椎棘突:直立,两手下垂时,两肩胛骨上角连线与后正中线的交点。

第3胸椎棘突:直立,两手下垂时,两肩胛冈内侧端连线与后正中线的交点。

第7胸椎棘突:直立,两手下垂时,两肩胛骨下角的水平线与后正中线的交点。

第12胸椎棘突:直立,两手下垂时,横平两肩胛骨下角与两髂嵴最高点连线的中点。

第4腰椎棘突:两髂嵴最高点连线与后正中线的交点。

第2骶椎:两髂后上棘连线与后正中线的交点。

骶管裂孔:取尾骨上方左右的骶角,与两骶角平齐的后正中线上。

肘横纹:与肱骨内上髁、外上髁连线相平。

腕掌侧远端横纹:在腕掌部,与豌豆骨上缘、桡骨茎突尖下连线相平。

腕背侧远端横纹:在腕背部,与豌豆骨上缘、桡骨茎突尖下连线相平。

2. 骨度折量定位法　是指以体表骨节为主要标志折量全身各部的长度和宽度,定出分寸,用于腧穴定位的方法。即以《灵枢·骨度》规定的人体各部度折量为一定的等分(每1等分为1寸,10等分为1尺),作为定穴的依据。全身主要骨度折量寸见表3-2和图3-1所示。

3. 指寸定位法　又称手指同身寸定位法,是指依据被取穴者本人手指的分寸以量取腧穴的方法。在具体取穴时,医者应当在骨度折量定位法的基础上,参照被取穴者自身的手指进行比量,并结合一些活动标志取穴,以确定腧穴的位置。

(1)中指同身寸　以被取穴者的中指中节桡侧两端纹头(拇指、中指屈曲成环形)之间的距离作为1寸(图3-2)。

表3-2 骨度折量寸表

部位	起止点	折量寸	度量	说明
头面部	前发际正中至后发际正中	12	直寸	用于确定头部腧穴的纵向距离
	眉间(印堂)至前发际正中	3	直寸	用于确定前或后发际及头部腧穴的纵向距离
	两额角发际(头维)之间	9	横寸	用于确定头前部腧穴的横向距离
	耳后两乳突(完骨)之间	9	横寸	用于确定头后部腧穴的横向距离
胸腹胁部	胸骨上窝(天突)至剑胸结合中点(歧骨)	9	直寸	用于确定胸部任脉腧穴的纵向距离
	剑胸结合中点(歧骨)至脐中	8	直寸	用于确定上腹部腧穴的纵向距离
	脐中至耻骨联合上缘(曲骨)	5	直寸	用于确定下腹部腧穴的纵向距离
	两肩胛骨喙突内侧缘之间	12	横寸	用于确定胸部腧穴的横向距离
	两乳头之间	8	横寸	用于确定胸腹部腧穴的横向距离
背腰部	肩胛骨内侧缘至后正中线	3	横寸	用于确定背腰部腧穴的横向距离
上肢部	腋前、后纹头至肘横纹(平尺骨鹰嘴)	9	直寸	用于确定上臂部腧穴的纵向距离
	肘横纹(平尺骨鹰嘴)至腕掌(背)侧远端横纹	12	直寸	用于确定前臂部腧穴的纵向距离

部位	起止点	折量寸	度量	说明
下肢部	耻骨联合上缘至髌底	18	直寸	用于确定大腿部腧穴的纵向距离
	髌底至髌尖	2	直寸	
	髌尖(膝中)至内踝尖	15	直寸	用于确定小腿内侧部腧穴的纵向距离
	胫骨内侧髁下方阴陵泉至内踝尖	13	直寸	
	股骨大转子至腘横纹(平髌尖)	19	直寸	用于确定大腿前外侧部腧穴的纵向距离
	臀沟至腘横纹	14	直寸	用于确定大腿后部腧穴的纵向距离
	腘横纹(平髌尖)至外踝尖	16	直寸	用于确定小腿外侧部腧穴的纵向距离
	内踝尖至足底	3	直寸	用于确定足内侧部腧穴的纵向距离

(2)拇指同身寸　以被取穴者拇指的指间关节背侧的宽度作为1寸(图3-2)。

(3)横指同身寸　被取穴者手四指并拢,以其中指近侧指间关节横纹为基准线,其四指的宽度作为3寸(图3-2)。四指相并名曰"一夫",用横指同身寸法量取腧穴,又名"一夫法"。

4.简便定位法　是一种简便易行的腧穴定位方法。如:立正姿势,手臂自然下垂,其中指端在下肢外侧所触及之处,定为风市穴;两手虎口自然平直交叉,一手示指压在另一手腕后高骨的上方,其示指尽端到达处取列缺穴。此法是一种辅助取穴方法。

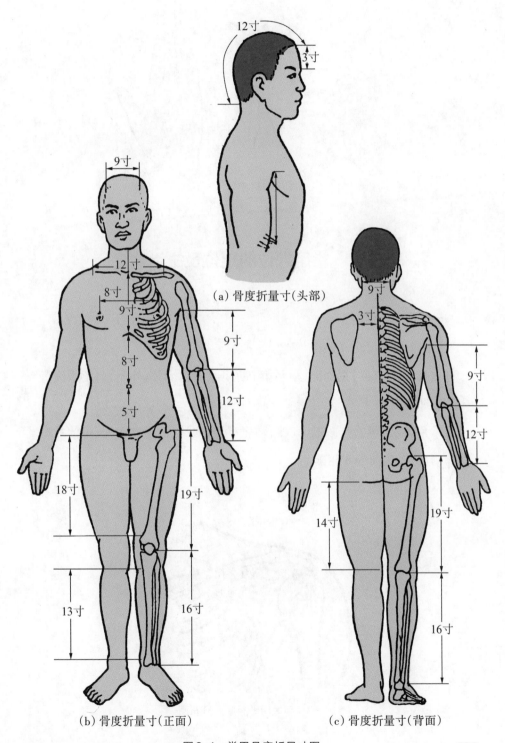

（a）骨度折量寸（头部）

（b）骨度折量寸（正面）

（c）骨度折量寸（背面）

图3-1　常用骨度折量寸图

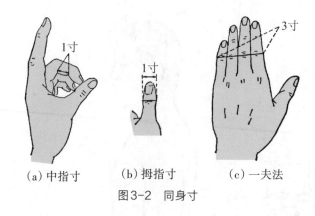

（a）中指寸　　　（b）拇指寸　　　（c）一夫法

图3-2　同身寸

第三节　常用穴位的定位及主治病症

一、手太阴肺经

1. 中府（Zhōngfǔ，LU 1）　肺之募穴。

【国际标准定位】在胸部，横平第1肋间隙，锁骨下窝外侧，前正中线旁开6寸（图3-3）。

【常用方法】可治疗咳嗽、气喘、胸痛等，与列缺、鱼际穴相配；可治疗肩背痛，与肩井、肩前等穴相配。

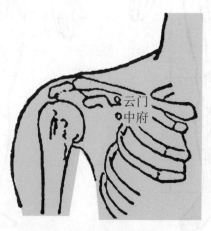

图3-3　手太阴肺经腧穴分布图

2. 尺泽（Chǐzé，LU 5）　手太阴肺经之合穴。

【国际标准定位】在肘前侧，肘横纹上，肱二头肌腱桡侧缘凹陷中（图3-4）。

注：屈肘，肘横纹上曲池（LI11）与曲泽（PC3）之间，与曲泽相隔一肌腱（肱二头肌腱）。

【常用方法】可治疗咳嗽、气喘、咯血、咽喉肿痛等，与曲池、列缺等相配；可治疗手臂、肘关节的拘挛疼痛，与支沟等相配；可治疗急性吐泻、中暑、小儿惊风等急症，与曲池、百会等相配。

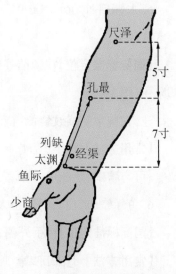

图3-4　手太阴肺经腧穴分布图

3. 孔最（Kǒngzuì，LU 6）　手太阴肺经之郄穴。

【国际标准定位】在前臂前区，腕掌侧远端横纹上7寸，尺泽与太渊连线上（图3-4）。

【常用方法】可治疗鼻出血、咯血、咳嗽、气喘、咽喉肿痛等，与太渊、少商、迎香等穴相配；可治疗手臂、肘关节的拘挛疼痛，与支沟、手三里等相配。

4. 列缺（Lièquē，LU 7）　手太阴肺经之络穴；八脉交会穴通任脉。

【国际标准定位】在前臂桡侧，腕掌侧远端横纹上1.5寸，拇短伸肌腱和拇长展肌腱之间，拇长展肌腱沟的凹陷中（图3-4）。

简便取穴法：两手虎口自然平直交叉，一手示指按在另一手桡骨茎突上，指尖下凹陷中是穴。

【常用方法】可治疗咳嗽、气喘、咽喉肿痛等，与尺泽、少商等相配；可治疗偏正头痛、齿痛、项强痛、口眼歪斜等头面部病症，与合谷、上关等相配；可治疗手腕痛，与外关、支沟等相配。

5. 太渊(Tàiyuān, LU 9) 手太阴肺经之输穴;手太阴肺经之原穴;八会穴之脉会。

【国际标准定位】在腕前外侧,桡骨茎突与舟状骨之间,拇长展肌腱尺侧凹陷中(图3-4)。

注:在腕掌侧横纹桡侧,桡动脉搏动处。

【常用方法】常用于治疗呼吸系统疾病,如肺支气管炎、流行性感冒、哮喘等,可与膻中、足三里、列缺穴等相配;治疗桡腕关节及周围软组织疾病。

6. 鱼际(Yújì, LU 10) 手太阴肺经之荥穴。

【国际标准定位】在手外侧,第1掌骨桡侧中点赤白肉际处(图3-4)。

【常用方法】可治疗咳嗽、咯血、咽干、咽喉肿痛、失音等肺系实热病症,与孔最、少商等相配;可治疗掌中热,与劳宫等穴相配;可治疗小儿疳积,与足三里、脾俞、四缝等相配,本穴可采用割治法。

7. 少商(Shǎoshāng, LU 11) 手太阴肺经之井穴。

【国际标准定位】在手指,拇指末节桡侧,指甲根角侧上方0.1寸(指寸),沿指甲桡侧面画一垂线与指甲基底缘水平线交点处(图3-4)。

【常用方法】用于治疗咽喉肿痛,与合谷等穴相配;可治疗卒中(中风)昏迷,与合谷、太冲等穴相配。

二、手阳明大肠经

1. 商阳(Shāngyáng, LI 1) 手阳明大肠经之井穴。

【国际标准定位】在手指示指末节桡侧,指甲根角侧上方0.1寸(图3-5)。

【常用方法】治疗牙齿痛、咽喉肿痛等五官病,与合谷、上关等穴相配;可治疗热病、昏迷等病症,与少商、人中等穴相配。

2. 合谷（Hégǔ，LI 4） 手阳明大肠经之原穴。

【国际标准定位】在手背，第2掌骨桡侧的中点处（图3-5）。

简便取穴法：以一手的拇指指间关节横纹，放在另一手拇、示指之间的指蹼缘上，当拇指尖下是穴。

【常用方法】可治疗牙痛、面痛、面瘫等，与曲池等穴相配；可治疗感冒、头痛、发热、鼻塞等疾病，与列缺等相配；可治疗癫狂，与内关、神门等相配；可治疗头痛、眩晕、高血压等疾病，与太冲相配；可治疗皮肤瘙痒、荨麻疹、疔疮、疟疾等疾病，与风池、大椎等相配；可治疗月经不调、痛经、经闭、滞产等疾病，与三阴交等相配。

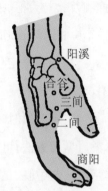

图3-5 手阳明大肠经腧穴分布图

3. 阳溪（Yángxī，LI 5） 手阳明大肠经之经穴。

【国际标准定位】在腕区，腕背侧远端横纹桡侧，桡骨茎突远端，解剖学"鼻烟窝"凹陷中（图3-5）。

【常用方法】可治疗头痛，与合谷、太阳等穴相配；可治疗目赤肿痛，与睛明、太冲等穴相配；可治疗耳聋，与耳门、听宫、听会等相配；可治疗手腕痛，与外关、大陵等相配。

4. 偏历（Piānlì，LI 6） 手阳明大肠经之络穴。

【国际标准定位】在前臂，腕背侧远端横纹上3寸，阳溪与曲池连线上（图3-6）。

【常用方法】可治疗耳鸣，与商阳、率谷等相配；可治疗鼻出血，与迎香等相配；可治疗手臂酸痛，与手三里、阳溪等相配；可治疗腹部胀满，与支沟、天枢等相配；可治疗水肿，与水道、气海等相配。

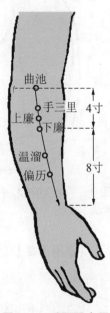

图3-6 手阳明大肠经腧穴分布图

5. 手三里(Shǒusānlǐ, LI 10)

【国际标准定位】在前臂,肘横纹下2寸,阳溪与曲池连线上(图3-6)。

【常用方法】可治疗手臂无力、上肢不遂,与偏历、支沟等相配;可治疗腹痛、腹泻,与天枢、中脘等相配;可治疗齿痛、颊肿,与颊车、合谷等相配。

6. 曲池(Qūchí, LI 11)　手阳明大肠经之合穴。

【国际标准定位】在肘外侧,在尺泽(LU5)与肱骨外上髁连线中点处(图3-6)。

注:极度屈肘时,肘横纹桡侧凹陷中。

【常用方法】可治疗便秘,与中脘、足三里等相配;可治疗呕吐、肝气犯胃等病证,与中脘、足三里等相配;可治疗牙痛,与合谷等相配;可治疗疔疮,与合谷、足三里等相配。

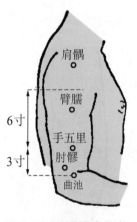

图 3-7　手阳明大肠经腧穴分布图

7. 臂臑(Bìnào, LI 14)

【国际标准定位】在臂部,曲池上7寸,三角肌前缘处(图3-7)。

【常用方法】可治疗肩臂疼痛不遂,与肩井、肩外俞等相配;可治疗颈项拘挛等痹证,与天柱、风池等相配;可治疗颈部淋巴结,与扶突、人迎等相配;可治疗眼部疾病,与睛明、承泣等相配。

8. 肩髃(Jiānyú, LI 15)

【国际标准定位】在三角肌区,肩峰外侧缘前端与肱骨大结节两骨间凹陷中(图3-7)。

【常用方法】可治疗肩臂挛痛,与肩中俞、臂臑等相配;可治疗上肢不遂,与曲池、外关等相配;可治疗瘾疹,与曲池、血海等相配。

9. 迎香(Yíngxiāng, LI 20)

【国际标准定位】在面部,鼻翼外缘中点旁,鼻唇沟中(图3-8)。

【**常用方法**】可治疗鼻塞、衄衄等鼻病，与合谷等相配；可治疗口歪、面痒等口面部病症，与合谷、颊车等相配；可治疗胆道蛔虫症，与胆囊穴等相配。

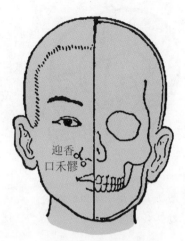

图3-8　迎香穴

三、足阳明胃经

1. 承泣（Chéngqì，ST 1）

【**国际标准定位**】在面部，眼球与眶下缘之间，目正视，瞳孔直下（图3-9）。

【**常用方法**】可治疗眼睑𥆧动、迎风流泪、夜盲、近视等眼部疾病，与睛明、太阳等相配；可治疗口眼歪斜、面肌痉挛，与颊车、颧髎等相配。

2. 四白（Sìbái，ST 2）

【**国际标准定位**】在面部，眶下孔处（图3-9）。

【**常用方法**】可治疗目赤痛痒、眼睑𥆧动、目翳等眼部病症，与承泣、睛明等相配；可治疗口眼歪斜、面痛、面肌痉挛等面部疾病，与合谷、迎香等相配；可治疗头痛、眩晕，与头维、百会等相配。

3. 地仓（Dìcāng，ST 4）

【**国际标准定位**】在面部，口角旁开0.4寸（指寸）（图3-9）。

【**常用方法**】可治疗口角歪斜、流涎、面痛、齿痛等局部病症，与颊车、下关等相配。

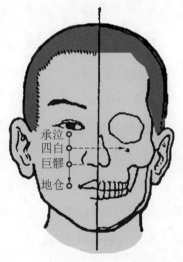

图3-9　足阳明胃经腧穴分布图

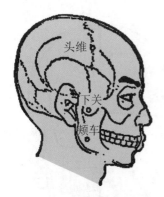

图3-10 足阳明胃经腧穴
分布图

4. 颊车(Jiáchē,ST 6)

【国际标准定位】在面部,下颌角前上方一横指(中指),闭口咬紧牙时咬肌隆起,放松时按之有凹陷处(图3-10)。

【常用方法】可治疗齿痛、牙关不利、颊肿、口角歪斜等局部病症,与合谷、二间、三间等相配。

5. 下关(Xiàguān,ST 7)

【国际标准定位】在面部,颧弓下缘中央与下颌切迹之间凹陷中(图3-10)。

【常用方法】可治疗牙关不利、面痛、齿痛、口眼歪斜等面口病症,与上关、合谷等相配;可治疗耳聋、耳鸣、聤耳等耳疾,与听宫、听会相配。

6. 头维(Tóuwéi,ST 8)

【国际标准定位】在头部,额角发际直上0.5寸,头正中线旁开4.5寸(图3-10)。

【常用方法】可治疗头痛、目眩、目痛等头目病症,与百会、太阳等相配。

7. 乳中(Rǔzhōng,ST 17)

【国际标准定位】在胸部,乳头中央(图3-11)。

【常用方法】可治疗乳痈,与乳根等穴相配;可治疗难产,与合谷等相配。本穴一般采取悬灸方法。

8. 乳根(Rǔgēn,ST 18)

【国际标准定位】在胸部,第5肋

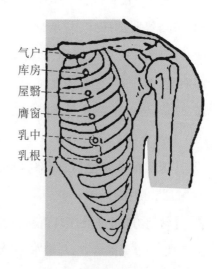

图3-11 足阳明胃经腧穴分布图

间隙,前正中线旁开4寸(图3-11)。

男性乳中线与第5肋间隙的相交处;女性在乳房根部弧线中点处。

【常用方法】可治疗乳痈,与少泽穴、膻中穴等相配;可治疗乳少,与少泽穴、足三里穴相配。

9. 梁门(Liángmén,ST 21)

【国际标准定位】在上腹部,脐中上4寸,前正中线旁开2寸(图3-12)。

【常用方法】可治疗腹胀、纳少、胃痛、呕吐等胃部疾病,可与中脘、内关等合用。

10. 天枢(Tiānshū, ST 25)　大肠之募穴。

【国际标准定位】在上腹部,脐中旁开2寸(图3-12)。

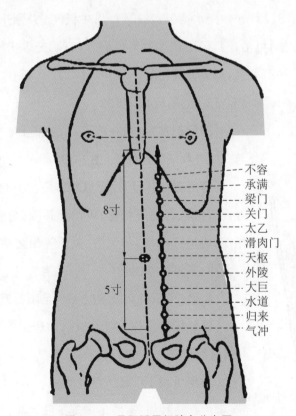

图3-12　足阳明胃经腧穴分布图

【常用方法】可治疗胃肠病,如腹痛、腹胀、便秘、腹泻、痢疾等,与大肠俞、气海等相配;可治疗妇科疾病,如月经不调、痛经等,与三阴交、地机等相配。

11. 水道(ShuǐDào, ST 28)

【国际标准定位】在下腹部,脐中下3寸,前正中线旁开2寸(图3-12)。

注:天枢(ST25)下3寸,大巨(ST27)下1寸,关元(CV4)旁开2寸。

【常用方法】可治疗不孕,与三阴交、子宫、气海等相配;可治疗小便不利,与中极、气海等相配。

12. 归来(Guīlái, ST29)

【国际标准定位】在下腹部,脐中下4寸,前正中线旁开2寸(图3-12)。

注:天枢(ST25)下4寸,水道(ST28)下1寸,中极(CV3)旁开2寸。

【常用方法】可治疗月经不调等妇科疾病,与三阴交等相配;可治疗疝气,与大敦等相配。

13. 伏兔(Fútù,ST 32)

【国际标准定位】在股前区,髌底上6寸,髂前上棘与髌底外侧端的连线上(图3-13)。

【常用方法】可治疗下肢肢体活动不利、疼痛、腰痛等,与环跳、肾俞等相配;可治疗膝冷,与血海、梁丘等相配;可治疗疝气,与气海、关元等相配;可治疗脚气,与太冲、三阴交等相配。

14. 梁丘(Liángqiū,ST 34) 足阳明胃经之郄穴。

【国际标准定位】在股前区,髌底上2寸,股外侧肌与股直肌肌腱之间(图3-13)。

【常用方法】可治疗急性胃痛,与中脘、梁门等相配;可治疗膝肿痛、下肢不遂等下肢病症,与环跳、风市

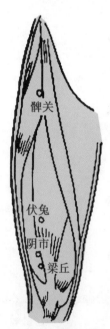

图 3-13　足阳明胃经腧穴分布图

髀关

伏兔
阴市
梁丘

等相配;可治疗乳痈、乳痛等乳疾,与乳根、期门等相配。

15. 足三里(Zúsānlǐ,ST36) 足阳明胃经之合穴;胃之下合穴。

【国际标准定位】在小腿外侧,犊鼻(ST35)下3寸,犊鼻与解溪(ST41)连线上(图3-14)。

注:在胫骨前嵴旁开1横指处取穴。

【常用方法】可调理肝脾、补益气血,与天枢、三阴交、脾俞等相配;可治疗月经过多,与气海、子宫等相配;可和胃降逆、宽中理气,与中脘、内关等相配;可治疗胃脘痛,与中脘、上巨虚等相配;可温阳散寒、调理脾胃,与脾俞、气海、肾俞等相配;可治疗脾虚慢性腹泻,与天枢、神阙等相配。

16. 上巨虚(Shàngjùxū,ST 37) 大肠之下合穴。

【国际标准定位】在小腿外侧,犊鼻下6寸,犊鼻与解溪连线上(胫骨前嵴旁开1横指处)(图3-14)。

【常用方法】可治疗肠鸣、腹痛、腹泻、便秘、阑尾炎、痢疾等胃肠病证,与足三里、下巨虚等相配;可治疗下肢肢体活动不利、疼痛,与阳陵泉、血海等相配。

17. 条口(Tiáokǒu,ST 38)

【国际标准定位】在小腿外侧,犊鼻下8寸,犊鼻与解溪连线上(胫骨前嵴旁开1横指处)(图3-14)。

【常用方法】可治疗下肢肢体活动不利、疼痛、转筋,与承筋、承山等相配;

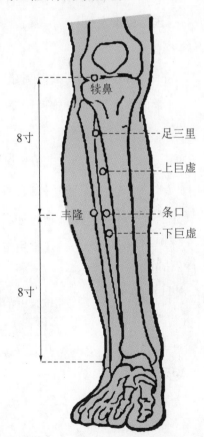

图3-14 足阳明胃经腧穴分布图

可治疗肩臂痛,与足三里、阳陵泉等相配;可治疗脘腹疼痛,与足三里、中脘等相配。

18. 下巨虚(Xiàjùxū, ST 39)　小肠之下合穴。

【国际标准定位】在小腿外侧,犊鼻下9寸,犊鼻与解溪连线上(胫骨前嵴旁开1横指处)(图3-14)。

【常用方法】可治疗腹泻、痢疾、小腹痛等胃肠病证,与中脘、上巨虚等相配;可治疗下肢肢体活动不利、疼痛,与上巨虚、阳陵泉等相配;可治疗乳痈,与乳根、少泽、梁丘等相配。

19. 丰隆(Fēnglóng, ST 40)　足阳明胃经之络穴。

【国际标准定位】在小腿前外侧,外踝尖上8寸,胫骨前嵴外缘2横指处(图3-14)。

条口(ST38)外侧一横指(中指)处。

【常用方法】可治疗痰浊诸证,与阴陵泉、足三里等相配;可治疗咳嗽痰多,与肺俞、尺泽等相配。

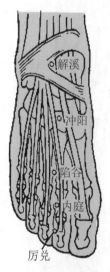

图3-15　足阳明胃经腧穴分布图

20. 解溪(Jiěxī, ST 41)　足阳明胃经之经穴。

【国际标准定位】在踝区,踝关节前面中央凹陷中,姆长伸肌腱与趾长伸肌腱之间(图3-15)。

【常用方法】可治疗下肢肢体活动不利、疼痛、踝关节病、足下垂等下肢、踝关节疾病,与悬钟、三阴交等相配;可治疗头痛、眩晕,与合谷、太阳等相配;可治疗癫狂,与内关、神门等相配;可治疗腹胀、便秘,与支沟、丰隆等相配。

21. 冲阳(ChōngYáng, ST 42)　足阳明胃经之原穴。

【国际标准定位】在足背,第2跖骨基底部与中间楔骨关节处,足背动脉搏动处(图3-15)。

【常用方法】可补益气血、润养经筋,与足三里、三阴交等相配;可治疗足痿、失履不收,可与解溪、太冲等相配;可豁痰宁神,与丰隆穴相配;可治疗狂妄行走、登高而歌、弃衣而走等神志疾病,与百会、太冲等相配。

四、足太阴脾经

1. 太白(Tàibái,SP 3) 足太阴脾经之输穴;足太阴脾经之原穴。

【国际标准定位】在跖区,第1跖趾关节近端赤白肉际凹陷中(图3-16)。

【常用方法】可治疗肠鸣、腹胀、腹泻、胃痛、便秘等脾胃病证,与内关、公孙等相配;可治疗体重节痛,与足三里、阴陵泉等相配。

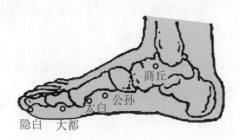

图3-16 足太阴脾经腧穴分布图

2. 公孙(Gōngsūn,SP 4) 足太阴脾经之络穴;八脉交会穴通冲脉。

【国际标准定位】在跖区,第1跖骨底的前下缘赤白肉际处(图3-16)。

【常用方法】可治疗胃痛、呕吐、腹痛、腹泻、痢疾等脾胃肠腑病证,与内关、天枢等相配;可治疗心烦、失眠、狂证等神志病证,与内关、神门等相配;可治疗逆气里急、气上冲心(奔豚气)等冲脉病证,与足三里、合谷等相配。

3. 三阴交(Sānyīnjiāo,SP 6) 足三阴经之交会穴。

【国际标准定位】在小腿内侧,内踝尖上3寸,胫骨内侧缘后际(图3-17)。

注:交信(K18)上1寸。

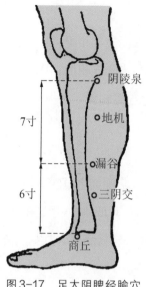

图 3-17　足太阴脾经腧穴分布图

【常用方法】可治疗肠鸣泄泻，与足三里穴等相配；可治疗月经不调，与关元、中极穴等相配；可治疗失眠，与内关、神门穴等相配。

4. 地机（Dìjī, SP 8）　足太阴脾经之郄穴。

【国际标准定位】在小腿内侧，阴陵泉下3寸，胫骨内侧缘后际（图 3-17）。

【常用方法】可治疗痛经、崩漏、月经不调等妇科病，与三阴交、阴陵泉等相配；可治疗腹痛、腹泻等肠胃病证，与天枢、上巨虚等相配；可治疗疝气，与伏兔、梁丘等相配；可治疗小便不利、水肿等脾不运化水湿病证，与水道、阴陵泉等相配。

5. 阴陵泉（Yīnlíngquán, SP 9）　足太阴脾经之合穴。

【国际标准定位】在小腿内侧，胫骨内侧髁下缘与胫骨内侧缘之间的凹陷中（图 3-17）。

注：用手指沿胫骨内侧缘由下往上推至膝关节下，触摸到一个凹陷即是本穴，该凹陷由胫骨内侧髁下缘与胫骨后缘交角形成。

【常用方法】可治疗黄疸，与肝俞等相配；可治疗膝关节疼痛，与阴陵泉、阳陵泉等相配。

6. 血海（Xuèhǎi, SP 10）

【国际标准定位】在股前内侧，髌底内侧端上2寸，股内侧肌隆起处（图 3-18）。

简便取穴法：坐在椅子上，将腿绷直，在膝盖内侧会出现一个凹陷的地方，在凹陷的上方有一块隆起的肌肉，肌肉的顶端就是血海穴。

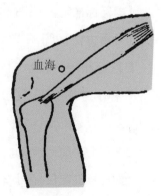

图 3-18　血海穴

【**常用方法**】可治疗月经不调、痛经、经闭等妇科病，与三阴交、中极等穴相配；可治疗膝股内侧痛，与阴陵泉等相配；可治疗皮肤瘙痒、荨麻疹，与曲池等相配。

7. 大横（Dàhéng，SP 15）

【**国际标准定位**】在腹部，脐中旁开4寸（图3-19）。

【**常用方法**】腹痛、腹泻、便秘等脾胃病证，与中脘、天枢、气海等相配。

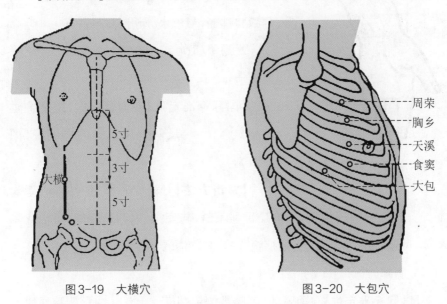

图3-19 大横穴   图3-20 大包穴

8. 大包（Dàbāo，SP21） 脾之大络。

【**国际标准定位**】在胸外侧区，第6肋间隙，在腋中线上（图3-20）。

【**常用方法**】可治疗气喘，与膻中、合谷等相配；可治疗胸胁痛，与期门、日月等相配；可治疗全身疼痛，与合谷、曲池等相配；可治疗四肢无力，与足三里、阳陵泉等相配。

五、手少阴心经

1. 少海（Shàohǎi，HT 3） 手少阴心经之合穴。

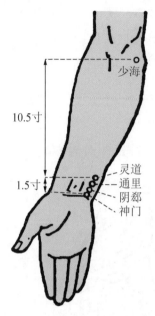

10.5寸

1.5寸

少海

灵道
通里
阴郄
神门

图3-21 手少阴心经腧穴
分布图

【国际标准定位】在肘前区,横平肘横纹,肱骨内上髁前缘(图3-21)。

【常用方法】可治疗心痛、癔症等心病、神志病,与内关、神门等相配;可治疗手臂、肘关节的拘挛疼痛,臂麻手颤,与内关、阳溪等相配;可治疗头项痛,与风池、百会等相配;可治疗腋胁部痛,与极泉等相配。

2. 通里(Tōnglǐ,HT 5) 手少阴心经之络穴。

【国际标准定位】在前臂前区,腕掌侧远端横纹上1寸,尺侧腕屈肌腱的桡侧缘(图3-21)。

【常用方法】可治疗心悸、怔忡等心系病证,与内关、神门等相配;可治疗舌强不语,与廉泉、水沟等相配;可治疗暴喑,与灵道、膻中等相配;可治疗腕臂痛,与支沟、灵道等相配。

3. 阴郄(Yīnxì,HT 6) 手少阴心经之郄穴。

【国际标准定位】在前臂前区,腕掌侧远端横纹上0.5寸,尺侧腕屈肌腱的桡侧缘(图3-21)。

【常用方法】可治疗心痛、惊悸等心系病证,与膻中、内关等相配;可治疗骨蒸盗汗,与三阴交、阴陵泉等相配;可治疗吐血、衄血,与孔最、血海等相配。

4. 神门(Shénmén, HT 7) 手少阴心经之输穴;手少阴心经之原穴。

【国际标准定位】在腕前内侧,尺侧腕屈肌腱的桡侧缘(图3-21)。

注:于豌豆骨近端桡侧凹陷中,当腕掌侧横纹上取穴。

【常用方法】可治疗心痛、心烦、惊悸、怔忡、健忘、失眠、痴呆、癫狂,与内关、神门等相配;可治疗癫狂痫等心与神志病症,与内关、劳宫等相配;可治疗高血压,与曲池、委中等相配;可治疗胸胁痛,与期门、章门等相配。

六、手太阳小肠经

1. 少泽(Shàozé,SI 1) 手太阳小肠经之井穴。

【**国际标准定位**】在手指,小指末节尺侧,指甲根角侧上方0.1寸(指寸)(图3-22)。

【**常用方法**】可治疗乳痈、乳少等乳疾,与膻中、足三里等相配;可治疗昏迷、热病等急症、热证,与少冲、十宣等相配;可治疗头痛、目翳、咽喉肿痛等头面五官病症,与合谷、曲池等相配。

2. 后溪(Hòuxī,SI 3) 手太阳小肠经之输穴;八脉交会穴通督脉。

【**国际标准定位**】在手外侧,第5掌指关节尺侧近端赤白肉际凹陷中(图3-22)。

【**常用方法**】可治疗头项强痛,与合谷、风池等相配;可治疗腰背痛,与肾俞、大肠俞等相配;可治疗手指及手臂、肘关节的拘挛疼痛等痛证,与手三里、偏历等相配;可治疗耳聋、目赤,与睛明、四白等相配;可治疗癫狂痫,与内关、神门、百会、水沟等相配;可治疗疟疾,与大椎等相配。

3. 腕骨(Wàngǔ,SI 4) 手太阳小肠经之原穴。

【**国际标准定位**】在腕区,第5掌骨基底部与三角骨之间的赤白肉际凹陷中(图3-22)。

【**常用方法**】可治疗指挛腕痛,与后

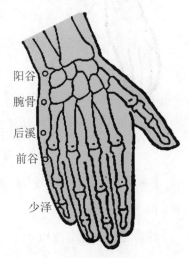

阳谷
腕骨
后溪
前谷

少泽

图3-22　手太阳小肠经腧穴分布图

溪、中渚等相配;可治疗头项强痛,与后溪、风池等相配;可治疗目翳,与后溪、太阳等相配;可治疗黄疸,与肝俞、阳陵泉等相配;可治疗热病、疟疾等,与曲池、大椎等相配。

4. 养老(Yǎnglǎo,SI 6)　手太阳小肠经之郄穴。

【国际标准定位】在前臂外侧,腕背侧横纹上1寸,尺骨头桡侧凹陷中(图3-23)。

注:掌心向下,用一手指按在尺骨头的最高点上,然后手掌旋后,当手指滑入的骨缝中。

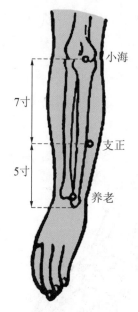

图3-23　手太阳小肠经腧穴分布图

【常用方法】可治疗目视不明,与肝俞、光明等相配;可治疗肩、背、肘、臂酸痛,与外关等相配。

5. 支正(Zhīzhèng,SI 7)　手太阳小肠经之络穴。

【国际标准定位】在前臂后区,腕背侧远端横纹上5寸,尺骨尺侧与尺侧腕屈肌之间(图3-23)。

【常用方法】可治疗头痛、项强、肘臂酸痛,与后溪、肩贞等相配;可治疗热病,与支沟、曲池等相配;可治疗癫狂,与内关、神门等相配。

6. 小海(Xiǎohǎi,SI 8)　手太阳小肠经之合穴。

【国际标准定位】在肘后区,尺骨鹰嘴与肱骨内上髁之间凹陷中(图3-23)。

【常用方法】可治疗肘臂疼痛、麻木,与支正、偏历等相配;可治疗癫痫,与水沟、百会等相配。

7. 肩贞(Jiānzhēn,SI 9)

【国际标准定位】在肩胛区,肩关节后下方,腋后纹头直上1寸(图3-24)。

【**常用方法**】可治疗肩臂疼痛、上肢不遂,与肩井、肩髃、肩髎等相配;可治疗颈部淋巴结肿大,与曲池、合谷等相配。

8. 天宗(Tiānzōng,SI 11)

【**国际标准定位**】在肩胛区,肩胛冈中点与肩胛骨下角连线上1/3与下2/3交点凹陷中(图3-24)。

【**常用方法**】可治疗肩胛疼痛、肩背部损伤等局部病症,与肩井、肩外俞等相配;可治疗气喘,与膻中、内关等相配。

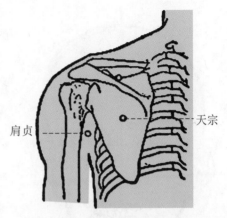

图3-24 手太阳小肠经腧穴分布图

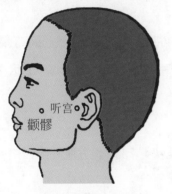

图3-25 手太阳小肠经腧穴分布图

9. 颧髎(Quánliáo,SI 18)

【**国际标准定位**】在面部,颧骨下缘,目外眦直下凹陷中(图3-25)。

【**常用方法**】可治疗口眼歪斜、眼睑瞤动、齿痛、面痛等,与太阳、上关等相配。

10. 听宫(Tīnggōng,SI 19)

【**国际标准定位**】在面部,耳屏正中与下颌骨髁状突之间的凹陷中(图3-25)。

【**常用方法**】可治疗耳鸣、耳聋、聤耳等耳疾,与角孙、率谷、听会等相配;可治疗齿痛,与上关、下关、合谷等相配。

七、足太阳膀胱经

1. 睛明(Jīngmíng,BL 1)

【**国际标准定位**】在面部,目内眦内上方眶内侧壁凹陷中(图3-26)。

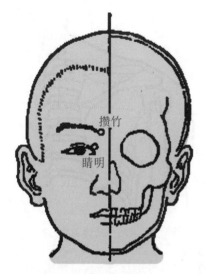

图3-26　足太阳膀胱经腧穴分布图

注：闭目，在目内眦上方0.1寸许的凹陷中。

【常用方法】可治疗目赤肿痛、迎风流泪、视物不明、目眩、近视、干眼症等眼部疾病，与承泣、太阳、攒竹等相配；可治疗急性腰扭伤、坐骨神经痛，与合谷、攒竹等相配。

2. 攒竹（Cuánzhú，BL 2）

【国际标准定位】在头部，眉头凹陷中（图3-26）。

注：沿睛明穴（BL1）直上至眉头边缘可触及一凹陷，即额切迹处。

【常用方法】可治疗头痛、眉棱骨痛，与合谷等相配；可治疗眼睑𣇄动、眼睑下垂、口眼歪斜、目视不明、迎风流泪、目赤肿痛等眼部疾病，与睛明、太阳等相配；可治疗呃逆，与中脘、内关等相配。

3. 天柱（Tiānzhù，BL 10）

【国际标准定位】在颈后区，横平第2颈椎棘突上际，斜方肌外缘凹陷中（图3-27）。

【常用方法】可治疗后头痛、项强、肩背腰痛，与委中、昆仑等相配；可治疗鼻塞，与迎香等相配；可治疗目痛，与太阳等相配；可治疗癫狂，与内关、神门等相配；可治疗外感热病，与风池、外关、合谷等相配。

4. 大杼（Dàzhù，BL 11）　八会穴之骨会。

【国际标准定位】在背部，第1胸椎棘突下

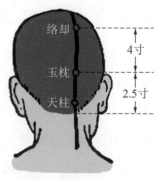

图3-27　天柱穴

缘,后正中线旁开1.5寸(图3-28)。

【常用方法】可治疗颈椎病,与悬钟等相配;可治疗咳嗽、气喘,与列缺、尺泽等相配。

5. 风门(fēngmén, BL 12)

【国际标准定位】在背部,第2胸椎棘突下,后正中线旁开1.5寸(图3-28)。

【常用方法】可治疗咳嗽、气喘,与肺俞穴、大椎穴等相配;可治疗胸背痛,与大椎等相配。

6. 肺俞(Fèishù, BL 13) 肺之背俞穴。

【国际标准定位】在背部区,第3胸椎棘突下,后正中线旁开1.5寸(图3-28)。

【常用方法】可治疗咳嗽、气喘等肺部疾病,与风门、合谷、列缺等相配;可治疗瘙痒、瘾疹等皮肤病,与曲池、血海等相配。

7. 心俞(Xīnshū, BL 15) 心之背俞穴。

【国际标准定位】在背部,第5胸椎棘突下,后正中线旁开1.5寸(图3-28)。

【常用方法】可治疗心痛、惊悸、失眠、健忘、癫痫等心与神志病,与厥阴俞、内关等相配;可治疗咳嗽、咯血等肺系病,与肺俞、列缺等相配;可治疗盗汗、遗精,与肾俞、命门等相配。

8. 膈俞(Géshù, BL 17) 八会穴之血会。

【国际标准定位】在背部,第7胸椎棘突下,后正中线旁开1.5寸(图3-28)。

注:肩胛骨下角横平第7胸椎棘突。

【常用方法】可治疗呕吐、呃逆等疾病,与内关、足三里等相配;可治疗贫血,与足三里、血海等相配。

9. 肝俞(Gānshū, BL 18) 肝之背俞穴。

【国际标准定位】在背部,第9胸椎棘突下,后正中线旁开1.5寸(图3-28)。

【常用方法】可治疗胁肋疼痛,与太冲等相配;可治疗急躁、易怒、抑郁

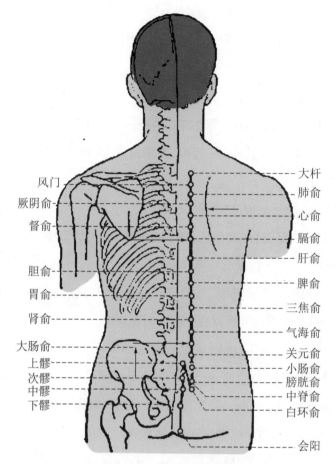

风门
厥阴俞
督俞
胆俞
胃俞
肾俞
大肠俞
上髎
次髎
中髎
下髎

大杼
肺俞
心俞
膈俞
肝俞
脾俞
三焦俞
气海俞
关元俞
小肠俞
膀胱俞
中脊俞
白环俞

会阳

图3-28　足太阳膀胱经腧穴分布图

等,与太冲、太溪等相配。

10.胆俞(Dǎnshū,BL 19)　胆之背俞穴。

【国际标准定位】在背部,第10胸椎棘突下,后正中线旁开1.5寸(图3-28)。

【常用方法】可治疗胆道疾病,与阳陵泉、太冲等相配。

11.脾俞(Píshū,BL 20)　脾之背俞穴。

【国际标准定位】在背部,第11胸椎棘突下,后正中线旁开1.5寸(图3-28)。

【常用方法】可治疗胃溃疡、胃炎、呕吐、肠炎、泄泻等疾病,与中脘、三阴交、足三里等相配;可治疗水肿、小便不利,与肾俞、三阴交等相配;可治疗消瘦、胃口差,与足三里、胃俞等相配。

12. 胃俞(Wèishū, BL 21)　胃之背俞穴。

【国际标准定位】在背部,第12胸椎棘突下,后正中线旁开1.5寸(图3-28)。

【常用方法】可治疗胃脘痛、呕吐、腹胀、肠鸣等胃肠病,与脾俞、天枢等相配;可治疗消瘦、不思饮食,与脾俞、足三里等相配。

13. 三焦俞(Sānjiāoshū, BL 22)　三焦之背俞穴。

【国际标准定位】在腰部,第1腰椎棘突下,后正中线旁开1.5寸(图3-28)。

【常用方法】可治疗肠鸣、腹胀、呕吐、腹泻、痢疾等脾胃肠腑病,与脾俞、胃俞等相配;可治疗小便不利、水肿等三焦气化不利病证,与水道、膀胱俞等相配;可治疗腰背强痛,与委中、承山等相配。

14. 肾俞(Shènshū, BL 23)　肾之背俞穴。

【国际标准定位】在腰部,第2腰椎棘突下,后正中线旁开1.5寸(图3-28)。

【常用方法】可治疗头晕、耳鸣耳聋、腰酸痛等肾虚病证,与太溪等相配;可治疗遗尿、遗精、阳痿、早泄、不育等泌尿生殖系疾病,与中极、气海等相配;可治疗月经不调、带下、不孕等妇科病证,与三阴交等相配。

15. 大肠俞(Dàchángshū, BL 25)　大肠之背俞穴。

【国际标准定位】在腰部,第4腰椎棘突下,后正中线旁开1.5寸(图3-28)。

【常用方法】可治疗泄泻、食积等消化疾病,与天枢、中脘等相配;可治疗腰痛,与肾俞等相配。

16. 小肠俞(Xiǎochángshū, BL 27)　小肠之背俞穴。

【国际标准定位】在骶区,横平第1骶后孔,骶正中嵴旁开1.5寸(图3-28)。

【常用方法】可治疗遗精、遗尿、尿血、尿痛、带下等泌尿生殖系统疾病，与肾俞、命门、八髎等相配；可治疗腹泻、痢疾，与大肠俞、天枢等相配；可治疗疝气，与气海、关元等相配；可治疗腰骶痛，与八髎、肾俞等相配。

17. 膀胱俞（Pángguāngshū，BL 28）　膀胱之背俞穴。

【国际标准定位】在骶区，横平第2骶后孔，骶正中嵴旁开1.5寸（图3-28）。

【常用方法】可治疗小便不利、遗尿等膀胱气化功能失调病证，与三焦俞、中极等相配；可治疗腹泻、便秘，与上巨虚、下巨虚等相配；可治疗腰脊强痛，与后溪、承山等相配。

18. 次髎（Cìliáo，BL 32）

【国际标准定位】在骶区，正对第2骶后孔中（图3-28）。

【常用方法】可治疗月经不调、痛经、带下等妇科病证，与三阴交、阴陵泉等相配；可治疗小便不利、遗精、阳痿等，与关元、命门等相配；可治疗腰骶痛、下肢肢体活动不利、疼痛，与环跳、阳陵泉、委中等相配。

19. 膏肓（Gāohuāng，BL 43）

【国际标准定位】在背部，第4胸椎棘突下，后正中线旁开3寸（图3-29）。

【常用方法】可治疗咳嗽、气喘、肺结核等肺系虚损病证，与肺俞、中府、命门等相配；可治疗健忘、遗精、盗汗、羸瘦等虚劳诸证，与气海、关元等相配；可治疗肩胛痛，与天宗、肩井等相配。

20. 志室（Zhìshì，BL 52）

【国际标准定位】在腰区，第2腰椎棘突下，后正中线旁开3寸（图3-29）。

【常用方法】可治疗遗精、阳痿等肾虚病证，与肾俞、命门等相配；可治疗小便不利、水肿，与三焦俞、水道等相配；可治疗腰脊强痛，与肾俞、大肠俞等相配。

21. 秩边（Zhìbiān，BL 54）

【国际标准定位】在骶区，横平第4骶后孔，骶正中嵴旁开3寸（图3-29）。

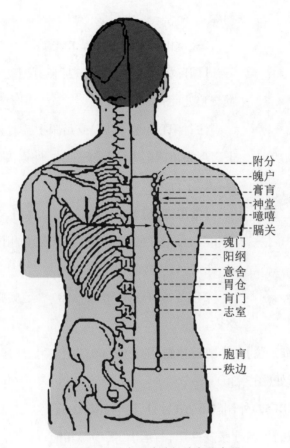

附分
魄户
膏肓
神堂
噫嘻
膈关

魂门
阳纲
意舍
胃仓
肓门
志室

胞肓
秩边

图3-29 足太阳膀胱经腧穴分布图

【**常用方法**】可治疗腰骶痛、下肢活动不利、疼痛等腰及下肢病症,与环跳、阳陵泉、委中等相配;可治疗小便不利、淋漓不通等泌尿系疾病,与中极、膀胱俞等相配;可治疗便秘、痔疮等疾病,与承山等相配。

22. 委中(Wěizhōng,BL 40) 足太阳膀胱经之合穴;膀胱之下合穴。

【**国际标准定位**】在膝后侧,腘横纹中点(图3-30)。

【**常用方法**】可治疗腰背痛、下肢活动不利、疼痛等腰及下肢病症,与承山、昆仑等相配;可治疗腹痛、急性吐泻等急症,与曲池、中脘等相配;可治疗瘾疹、丹毒,与曲池、血海等相配;可治疗小便不利、遗尿,与中极、关元等

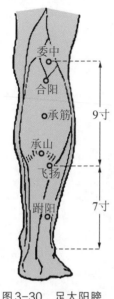

图3-30 足太阳膀胱经腧穴分布图

相配。

23. 承山（Chéngshān，BL 57）

【国际标准定位】在小腿后侧，腓肠肌两肌腹与肌腱交角处（图3-30）。

注：伸直小腿（跖屈）或足跟上提时，腓肠肌肌腹下出现尖角凹陷中（即腓肠肌内、外侧头分开的地方，呈"人"字行沟）。

【常用方法】可治疗腰腿拘急、疼痛，与环跳、委中等相配；可治疗痔疮、便秘，与长强等相配；可治疗腹痛、疝气，与气海等相配。

24. 飞扬（Fēiyáng，BL 58） 足太阳膀胱经之络穴。

【国际标准定位】在小腿后外侧，昆仑（BL60）直上7寸，腓肠肌外侧头下缘与跟腱移行处（图3-30）。

注：承山（BL57）外侧斜下方1寸处，昆仑（BL60）直上。

【常用方法】可治疗腰腿疼痛，与承山、委中等相配；可治疗头痛、目眩，与合谷等相配；可治疗鼻塞、鼻出血，与合谷、迎香等相配；可治疗痔疮，与长强、承山等相配。

25. 昆仑（Kūnlún，BL 60） 足太阳膀胱经之经穴。

【国际标准定位】在踝后外侧，外踝尖与跟腱之间的凹陷中（图3-31）。

【常用方法】可治疗后头痛、项强、目眩，与风池等相配；可治疗腰骶疼痛、足踝肿痛，与委中等相配；可治疗癫狂痫，与百会等相配；可治疗滞产，与合谷、三阴交等相配。

26. 申脉（Shēnmài，BL 62） 八脉交会穴通阳跷脉。

【国际标准定位】在踝区，外踝尖直下，外踝下缘与跟骨之间凹陷中（图

3-31)。

【常用方法】可治疗头痛、眩晕,与百会、太阳等相配;可治疗失眠、癫狂、癫痫等神志病,与内关、神门等相配;可治疗腰腿酸痛,与肾俞、委中等相配。

27. 束骨(Shùgǔ, BL 65) 足太阳膀胱经之输穴。

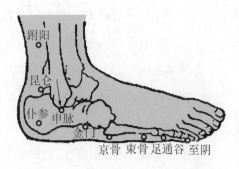

图 3-31 足太阳膀胱经腧穴分布图

【国际标准定位】在跖区,第5跖趾关节的近端,赤白肉际处(图3-31)。

【常用方法】可治疗头痛、项强、目眩等头部疾病,与风池、天柱等相配;可治疗腰腿痛,与委中、肾俞等相配;可治疗癫狂痫,与内关、神门等相配。

28. 至阴(Zhìyīn, BL 67) 足太阳膀胱经之井穴。

【国际标准定位】在足趾,小趾末节外侧,趾甲根角侧后方0.1寸(指寸),沿趾甲外侧面画一直线与趾甲基底缘水平线交点处(图3-31)。

【常用方法】可治疗胎位不正、滞产,多采用灸法;可治疗头痛、目痛,与合谷、天柱等相配;可治疗鼻塞、鼻衄,与迎香等相配。

八、足少阴肾经

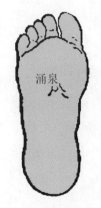

图 3-32 涌泉穴

1. 涌泉(Yǒngquán, KI1) 足少阴肾经之井穴。

【国际标准定位】在足底,屈足卷趾时足心最凹陷中(图3-32)。

注:卷足时,约当足底第2、第3趾蹼缘与足跟连线的前1/3与后2/3交点凹陷中。

【常用方法】可急救醒神,与水沟、内关等相配;可治疗咽喉肿痛,与太溪、照海、鱼际等相配。

2. 太溪(Tàixī, KI 3)　足少阴肾经之原穴。

【国际标准定位】在足踝后侧,内踝尖与跟腱之间凹陷中(图3-33)。

【常用方法】可治疗失眠,与神门、太冲等相配;可治疗咯血,与尺泽、孔最等相配;可补益肝肾,补髓壮骨,与命门、关元、肾俞等相配。

3. 大钟(Dàzhōng, KI 4)　足少阴肾经之络穴。

【国际标准定位】在跟区,内踝后下方,跟骨上缘,跟腱附着部前缘凹陷中(图3-33)。

【常用方法】可治疗痴呆,与悬钟、肾俞等相配;可治疗淋漓不尽、遗尿、便秘等,与支沟、足三里等相配;可治疗月经不调,与三阴交、关元等相配;可治疗咯血、气喘,与孔最、太溪等相配;可治疗腰脊强痛、足跟痛,与太溪、昆仑等相配。

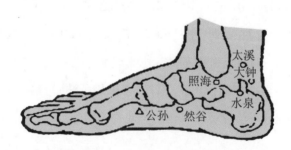

图3-33　足少阴肾经腧穴分布图

4. 照海(Zhàohǎi, KI 6)　八脉交会穴通阴跷脉。

【国际标准定位】在踝区,内踝尖下1寸,约当内踝下缘边际凹陷中(图3-33)。

【常用方法】可治疗失眠、癫痫等神志病证,与神门、内关等相配;可治疗咽喉干痛、目赤肿痛等五官病症,与合谷、少商等相配;可治疗月经不调、痛经、带下、阴挺等妇科病证,与三阴交、大钟等相配;可治疗小便频数、淋漓不尽等,与中极、大钟等相配。

5. 复溜(Fùliū, KI 7) 足少阴肾经之经穴。

【国际标准定位】在小腿内侧,内踝尖上2寸,跟腱前缘(图3-34)。

【常用方法】可治疗水肿、汗证(无汗或多汗)等津液输布失调病证,与合谷等相配;可治疗腹胀、腹泻、肠鸣等胃肠病症,与天枢、足三里等相配;可治疗腰脊强痛,与肾俞、命门等相配;可治疗下肢活动不利、疼痛,与环跳、委中等相配。

6. 阴谷(Yīngǔ, KI 10) 足少阴肾经之合穴。

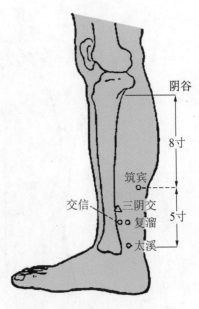

图3-34 足少阴肾经腧穴分布图

【国际标准定位】在膝后区,腘横纹上,半腱肌肌腱外侧缘(图3-34)。

【常用方法】可治疗癫狂痫,与内关、神门、百会、水沟等相配;可治疗阳痿、小便不利、月经不调、崩漏等泌尿生殖系统疾病,与关元、气海等相配;可治疗膝股内侧痛,与血海、阴陵泉等相配。

7. 大赫(Dàhè, KI 12)

【国际标准定位】在下腹部,脐中下4寸,前正中线旁开0.5寸(图3-35)。

【常用方法】可治疗遗精、阳痿,与肾俞、命门等相配;可治疗阴挺、带下、月经不调等妇科病证,与中极、子宫等相配;可治疗泄泻、痢疾,可与天枢、气海等相配。

8. 肓俞(Huāngshū, KI 16)

【国际标准定位】在腹部,脐中旁开0.5寸(图3-35)。

【常用方法】可治疗腹痛绕脐、腹胀、腹泻、便秘等胃肠病证,与神阙、大

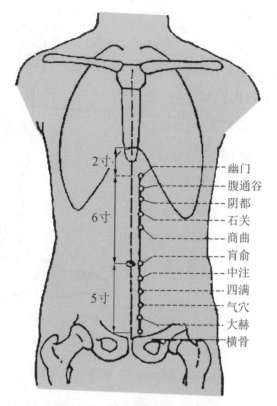

图3-35 足少阴肾经腧穴分布图

2寸

幽门
腹通谷
阴都
石关
商曲
肓俞
中注
四满
气穴
大赫
横骨

6寸

5寸

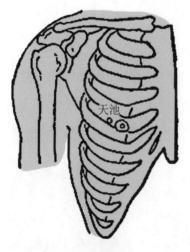

图3-36 天池穴

肠俞等相配;可治疗疝气,与横骨等相配;可治疗月经不调,与合谷、三阴交等相配。

九、手厥阴心包经

1. 天池(Tiānchí,PC 1)

【国际标准定位】在胸部,第4肋间隙,前正中线旁开5寸(图3-36)。

【常用方法】可治疗咳嗽、痰多、胸闷、气喘、胸痛等心肺病症,与中府、云门等相配;可治疗腋肿、乳痈、乳少,与乳根、少泽等相配。

2. 曲泽(Qūzé, PC 3)　手厥阴心包经之合穴。

【国际标准定位】在肘前区,肘横纹上,肱二头肌腱的尺侧缘凹陷中(图3-37)。

【常用方法】可治疗心痛、心悸、善惊等心系病证,与内关、神门等相配;可治疗胃痛、呕血、呕吐等胃腑病症,与中脘、内关等相配;可治疗暑热病,与委中、曲池等相配;可治疗手臂、肘关节的拘挛疼痛、上肢颤动,与尺泽、外关等相配。

3. 郄门(Xìmén, PC 4)　手厥阴心包经之郄穴。

【国际标准定位】在前臂前区,腕掌侧远端横纹上5寸,掌长肌腱与桡侧腕屈肌腱之间(图3-37)。

【常用方法】可治疗急性心痛、心悸、心烦、胸痛等心胸病证,与内关、神门等相配;可治疗咯血、呕血、衄血等出血病症,与孔最、阴郄等相配;可治疗疔疮,与大椎、血海等相配;可治疗癫狂痫,与百会、水沟、神门等相配。

4. 间使(Jiānshǐ, PC 5)　手厥阴心包经之经穴。

【国际标准定位】在前臂前区,腕掌侧远端横纹上3寸,掌长肌腱与桡侧腕屈肌腱之间(图3-37)。

【常用方法】可治疗心痛、心悸等心系病症,与神门、内关等相配;可治疗胃痛、呕吐等胃腑病证,与中脘、足三里等相配;可治疗癫狂痫,与内关、神门、郄门、百会等相配;可治疗腋肿、肘臂腕挛痛,与大陵、极泉等相配。

5. 内关(Nèiguān, PC 6)　手厥阴心包经之络穴;八脉交会穴通阴维脉。

【国际标准定位】在前臂前侧,腕掌侧远端横纹上2寸,掌长肌腱与桡侧

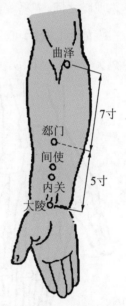

图3-37　手厥阴心包经腧穴分布图

腕屈肌腱之间(图3-37)。

【常用方法】可治疗失眠,与大陵、神门等相配;可治疗心痛,与膻中等相配;可治疗胃痛、吐泻等疾病,与足三里、中脘等相配。

6. 大陵(Dàlíng, PC 7) 手厥阴心包经之输穴;手厥阴心包经之原穴。

【国际标准定位】在腕前侧,腕掌侧横纹中,掌长肌腱与桡侧腕屈肌腱之间(图3-37)。

注:握拳,微屈肘时,前臂显现出两肌腱。大陵穴在腕掌侧横纹的中点,两肌腱之间,横平豌豆骨近端处的神门(HT7)。

【常用方法】可治疗心悸,与心俞、神门等相配;可治疗心胸痛,与曲泽、内关等相配;可治疗胃痛,与内关、足三里、中脘等相配。

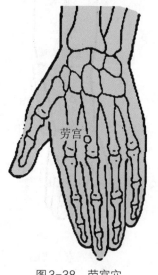

图3-38　劳宫穴

7. 劳宫(Láogōng, PC 8) 手厥阴心包经之荥穴。

【国际标准定位】在手掌,横平第3掌指关节近端,第2、第3掌骨之间凹陷中(图3-38)。

简便取穴法:握拳,中指尖下是穴。

【常用方法】可治疗中暑昏迷,与水沟、曲泽等相配;可治疗口疮、口臭,与少府、内庭等相配;可治疗心痛、烦闷,与内关、神门等相配;可治疗癫狂痫等心与神志病证,与内关、百会、水沟、神门等相配。

十、手少阳三焦经

1. 中渚(Zhōngzhǔ, TE 3) 手少阳三焦经之输穴。

【国际标准定位】在手背,第4、第5掌骨间,第4掌指关节近端凹陷中(图3-39)。

【**常用方法**】可治疗头痛、目赤、耳鸣耳聋、咽喉肿痛等头面五官病症，与液门、关冲等相配；可治疗疟疾，与大椎、后溪等相配；可治疗肩背肘臂酸痛、手指不能屈伸，与外关、支沟等相配。

2. 阳池（Yángchí，TE 4） 手少阳三焦经之原穴。

【**国际标准定位**】在腕后区，腕背侧远端横纹上，指伸肌腱尺侧缘凹陷中（图3-39）。

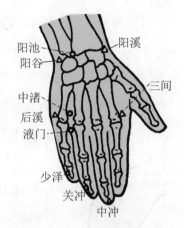

图3-39 手少阳三焦经腧穴分布图

【**常用方法**】可治疗目赤肿痛、耳聋、喉部疾病等五官病症，与睛明、太阳等相配；可治疗腕痛、肩臂痛，与外关、肩髎等相配。

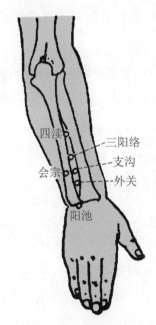

图3-40 手少阳三焦经腧穴分布图

3. 外关（Wàiguān，TE 5） 手少阳三焦经之络穴；八脉交会穴通阳维脉。

【**国际标准定位**】在前臂后侧，腕背侧远端横纹上2寸，尺骨与桡骨间隙中点（图3-40）。

注：阳池（TE4）上2寸，两骨之间凹陷中。与内关（PC6）相对。

【**常用方法**】可治疗偏头痛，与太阳、率谷等相配；可治疗耳聋、目痛、颊肿、项强、肩痛等，与足临泣等相配；可治疗落枕，与中渚等相配；可治疗手指疼痛、腕关节疼痛等疾病，与支沟等相配。

4. 支沟（Zhīgōu，TE 6） 手少阳三焦经之经穴。

【国际标准定位】在前臂后侧,腕背侧横纹上3寸,尺骨与桡骨间隙中点(图3-40)。

注:外关上1寸,两骨之间,横平会宗(TE7)。

【常用方法】可治疗胸胁疼痛,与阳陵泉、外关等相配;可治疗便秘,与足三里、天枢等相配;可治疗手指震颤,与合谷等相配。

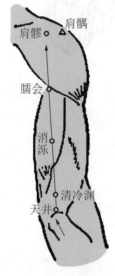

图3-41 肩髎穴

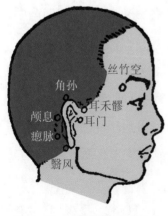

图3-42 手少阳三焦经腧穴分布图

5. 肩髎(Jiānliáo,TE 14)

【国际标准定位】在三角肌区,肩峰角与肱骨大结节两骨间凹陷中。约当肩髃穴(LI 15)后1寸许(图3-41)。

【常用方法】可治疗臂痛、肩部自觉沉重不能举,与肩髃、肩贞等相配。

6. 翳风(Yìfēng,TE 17)

【国际标准定位】在颈部,耳垂后方,乳突下端前方凹陷中(图3-42)。

【常用方法】可治疗耳鸣、耳聋等耳疾,与听会、风池等相配;可治疗口眼歪斜、面痛、牙关紧闭、颊肿等面口病证,与合谷、下关等相配。

7. 角孙(Jiǎosūn,TE 20)

【国际标准定位】在头部,耳尖正对发际处(图3-42)。

【常用方法】可治疗头痛、项强,与率谷、中渚等相配;可治疗痄腮、齿痛,与颊车、下关等相配;可治疗目翳、目赤肿痛,与睛明、耳尖等相配。

8. 耳门(ermén,TE 21)

【国际标准定位】在耳区,耳屏上切迹与下颌骨髁突之间的凹陷中(图3-42)。

【常用方法】可治疗耳鸣、耳聋、聤耳等耳疾,与听宫、听会等相配;可治疗齿痛、颈颌痛,与颊车、地仓等相配。

9. 丝竹空(Sīzhúkōng,TE 23)

【国际标准定位】在面部,眉梢凹陷中(图3-42)。

注:瞳子髎直上。

【常用方法】可治疗癫痫,与百会、人中等相配;可治疗头痛、目眩、目赤肿痛、眼睑瞤动等头目病症,与合谷、太阳等相配;可治疗齿痛,与颊车、下关等相配。

十一、足少阳胆经

1. 瞳子髎(Tóngzǐliáo,GB 1)

【国际标准定位】在面部,目外眦外侧0.5寸凹陷中(图3-43)。

【常用方法】可治疗偏头痛,与丝竹空、率谷、太阳等相配;可治疗目赤肿痛、羞明流泪、目翳等眼部疾病,与睛明、太阳等相配。

2. 听会(Tīnghuì,GB 2)

【国际标准定位】在面部,耳屏间切迹与下颌骨髁突之间的凹陷中(图3-43)。

【常用方法】可治疗耳鸣、耳聋、聤耳等耳疾,与角孙、率谷等相配;可治疗齿痛、面痛、口眼歪斜等面口病

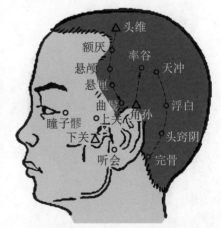

图3-43　足少阳胆经腧穴分布图

证,与合谷、人中等相配。

3. 率谷(Shuàigǔ,GB 8)

【国际标准定位】在头部,耳尖直上入发际1.5寸(图3-43)。

【常用方法】可治疗偏头痛、眩晕,与太阳、头维等相配;可治疗小儿急、慢惊风,与风池、百会等相配。

4. 完骨(Wángǔ,GB 12)

【国际标准定位】在头部,耳后乳突的后下方凹陷中(图3-43)。

【常用方法】可治疗癫痫,与风池、百会等相配;可治疗头痛、颈项强痛,与合谷、风池等相配;可治疗颊肿、齿痛、口歪等病症,与合谷、颊车、下关等相配;可治疗卒中,与风池、百会等相配。

5. 阳白(Yángbái,GB 14)

【国际标准定位】在头部,眉毛中点上1寸,瞳孔直上(图3-44)。

【常用方法】可治疗前头痛,与合谷等相配;可治疗眼睑下垂、口眼歪斜,与攒竹、丝竹空等相配;可治疗目赤肿痛、视物模糊、眼睑瞤动等眼部疾病,与睛明、太阳等相配。

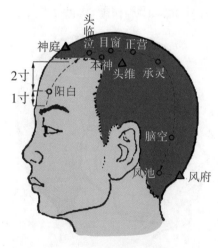

图3-44　足少阳胆经腧穴分布图

6. 头临泣(Tóulínqì,GB 15)

【国际标准定位】在头部,前发际上0.5寸,瞳孔直上(图3-44)。

【常用方法】可治疗头痛,与太阳、头维等相配;可治疗目痛、目眩、流泪、目翳等,与睛明、承泣等相配;可治疗鼻塞、鼻渊,与迎香、印堂等相配。

7. 风池(Fēngchí, GB 20)

【国际标准定位】在颈部,枕骨

之下,胸锁乳突肌上端与斜方肌上端之间的凹陷中(图3-44)。

【常用方法】可治疗偏正头痛,与中渚、率谷等相配;可治疗眼部疾病,与睛明、阳白等相配;可治疗荨麻疹,与血海等相配。

8. 肩井(Jiānjǐng, GB 21)

【国际标准定位】在颈后部,第7颈椎棘突与肩峰最外侧点连线的中点(图3-45)。

【常用方法】可治疗肩背痹痛,与肩中俞等相配;可治疗乳汁不足、乳痈等疾病,与乳根等相配。

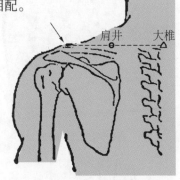

图3-45 肩井穴

9. 日月(Rìyuè, GB 24) 胆之募穴。

【国际标准定位】在胸部,第7肋间隙中,前正中线旁开4寸(图3-46)。

【常用方法】可治疗黄疸、胁肋疼痛等肝胆病证,与阳陵泉、期门等相配;可治疗呕吐、吞酸、呃逆等肝胆犯胃病症,与太冲、阳陵泉等相配。

10. 带脉(Dàimài, GB 26)

【国际标准定位】在侧腹部,第11肋骨游离端垂线与脐水平线的交点上(图3-47)。

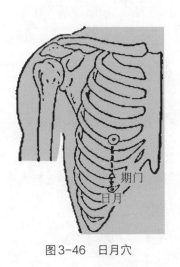

图3-46 日月穴

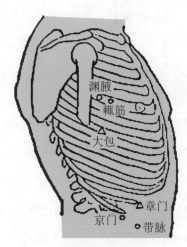

图3-47 带脉穴

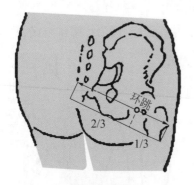

图 3-48　环跳穴

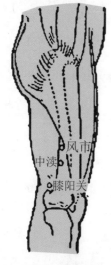

图 3-49　风市穴

【常用方法】可治疗月经不调、闭经、赤白带下等妇科病,与三阴交、阴陵泉等相配;可治疗疝气,与气海、关元等相配;可治疗腰痛、胁痛,与肾俞、期门等相配。

11. 环跳(Huántiào, GB 30)

【国际标准定位】在臀部,股骨大转子最凸点与骶管裂孔连线的外 1/3 与内 2/3 交点处(图3-48)。

注:侧卧,屈髋屈膝取穴。

【常用方法】可治疗腰腿痛、膝关节疼痛,及下肢偏瘫,与委中、阳陵泉、风市等相配。

12. 风市(Fēngshì, GB 31)

【国际标准定位】在股部,髌底上7寸:直立垂手,掌心贴于大腿时,中指尖所指凹陷中,髂胫束后缘(图3-49)。

【常用方法】可治疗下肢活动不利、疼痛、麻木及半身不遂等,与足三里、阳陵泉等相配;可治疗遍身瘙痒、脚气,与阴陵泉、三阴交等相配。

13. 阳陵泉(Yánglíngquán, GB 34)　足少阳胆经之合穴;胆之下合穴;八会穴之筋会。

【国际标准定位】在小腿外侧,腓骨头前下方凹陷中(图3-50)。

【常用方法】可治疗半身不遂、下肢活动不利、疼痛,与环跳、风市、委中等相配;可治疗胁肋痛,与支沟、阳陵泉等相配;可治疗小儿惊风,与人中、太冲等相配;可治疗胆道疾病,与期门、日月等相配。

14. 光明(Guāngmíng, GB 37)　足少阳胆经之络穴。

【**国际标准定位**】在小腿外侧,外踝尖上5寸,腓骨前缘(图3-50)。

【**常用方法**】可治疗目痛、近视、目花等眼部疾病,与睛明、太阳等相配;可治疗胸痛、乳胀、乳少,与少泽、乳根等相配;可治疗下肢活动不利、疼痛,与环跳、阳陵泉、丘墟等相配。

15. 悬钟(Xuánzhōng, GB 39) 八会穴之髓会。

【**国际标准定位**】在小腿外侧,外踝尖上3寸,腓骨前缘(图3-50)。

【**常用方法**】可治疗卒中、半身不遂,与昆仑、合谷、足三里等相配;可治疗项强、落枕,与后溪、外劳宫等相配。

16. 丘墟(Qiūxū, GB 40) 足少阳胆经之原穴。

【**国际标准定位**】在外踝前下方,趾长伸肌腱的外侧凹陷中(图3-51)。

注:第2~5趾抗阻力伸展,可清楚显现趾长伸肌腱。

【**常用方法**】可治疗外踝痛、足跟痛,与昆仑、悬钟相配;可治疗胆道疾病,与期门、肝俞、阳陵泉等相配。

17. 足临泣(Zúlínqì, GB 41) 足少阳胆经之输穴;八脉交会穴通带脉。

【**国际标准定位**】在足背,第4、第5跖骨底结合部的前方,第5趾长伸肌腱外侧凹陷中(图3-51)。

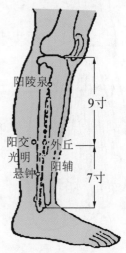

图3-50 足少阳胆经腧穴分布图

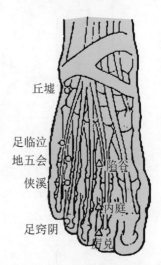

图3-51 足少阳胆经腧穴分布图

【常用方法】可治疗偏头痛,与太阳、率谷等相配;可治疗目赤肿痛,与睛明、耳尖等相配;可治疗胁肋疼痛,与期门、极泉等相配;可治疗足跗疼痛,与丘墟、太冲等相配;可治疗月经不调,与三阴交、阴陵泉等相配;可治疗乳少、乳痈,与乳根、少泽等相配。

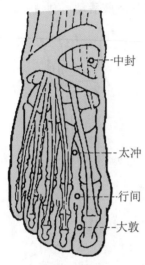

图3-52 太冲穴

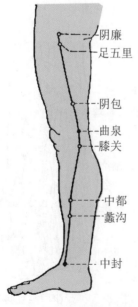

图3-53 足厥阴肝经腧穴分布图

十二、足厥阴肝经

1. 太冲(Tàichōng, LR 3) 足厥阴肝经之输穴;足厥阴肝经之原穴。

【国际标准定位】在足背,第1、第2跖骨间,跖骨底结合部前方凹陷中(图3-52)。

注:从第1、第2跖骨间向后推移至跖骨底结合部前的凹陷中取穴。

【常用方法】可治疗头面、五官的病证,与合谷等相配;可治疗卒中、癫痫、小儿惊风,与百会、水沟等相配;可治疗肝胃不和病证,与中脘、期门等相配;可治疗月经不调、痛经、经闭、带下等妇科病证,与三阴交、血海等相配;可治疗下肢活动不利、疼痛、足跗肿痛等,与丘墟、照海等相配。

2. 蠡沟(Lígōu, LR 5) 足厥阴肝经之络穴。

【国际标准定位】在小腿内侧,内踝尖上5寸,胫骨内侧面的中央(图3-53)。

【常用方法】可治疗月经不调、赤白带下、阴挺、阴痒等妇科病证,与曲骨、中极等相配;可治疗小便不利,与曲泉、阴陵泉、曲骨等相配;可治疗疝气,睾丸肿痛,与曲骨、阴廉等相配;可治疗足胫疼痛,与三阴交等相配。

3. 曲泉(Qūquán,LR 8) 足厥阴肝经之合穴。

【国际标准定位】在膝部,腘横纹内侧端,半腱肌肌腱内缘凹陷中(图3-53)。

【常用方法】可治疗月经不调、痛经、带下、阴挺、阴痒、产后腹痛、腹中包块等妇科病,与蠡沟、太冲等相配;可治疗遗精、阳痿、疝气,与三阴交、太冲等相配;可治疗小便不利,与三阴交、阴陵泉等相配;可治疗膝髌肿痛,与犊鼻、阳陵泉、阴陵泉等相配;可治疗下肢活动不利、疼痛,与太冲、蠡沟等相配。

4. 章门(Zhāngmén, LR 13) 脾之募穴;八会穴之脏会。

【国际标准定位】在侧腹部,在第11肋游离端的下际(图3-54)。

注:侧卧举臂,在肋弓下缘可触摸到第11肋骨游离端,在其下际取穴。

【常用方法】可治疗腹胀,与梁门、足三里等相配;可治疗胸胁痛,与内关、阴陵泉等相配,可治疗呕吐,与足三里、太白等相配。

5. 期门(Qīmén,LR 14) 肝之募穴。

【国际标准定位】在胸部,第6肋间隙,前正中线旁开4寸(图3-54)。

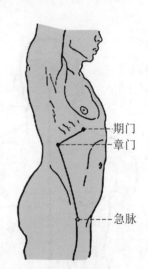

图3-54 足厥阴肝经腧穴分布图

【常用方法】可治疗胸胁胀痛、呕吐、吞酸、呃逆、腹胀、腹泻等肝胃病症,与太冲、足三里等相配;可治疗郁病、奔豚气,与内关、膻中等相配;可治疗乳痈,与乳根、章门等相配。

十三、任脉

1. 中极（Zhōngjí，CV 3）　膀胱之募穴。

【国际标准定位】在下腹部，脐中下4寸，前正中线上（图3-55）。

【常用方法】可治疗月经不调、痛经、阳痿、早泄等生殖系统疾病，与肾俞、三阴交、关元等相配；可治疗水肿、小便不利等疾病，与三焦俞、气海等相配。

2. 关元（Guānyuán，CV 4）　小肠之募穴。

【国际标准定位】在下腹部，脐中下3寸，前正中线上（图3-55）。

【常用方法】可治疗赤白带下、月经不调、崩漏等疾病，与关元、三阴交等相配；可治疗脐周疼痛、腹胀肠鸣、泄泻等病症，与大肠俞、天枢、气海等相配。

3. 气海（Qìhǎi，CV 6）

【国际标准定位】在下腹部，脐中下1.5寸，前正中线上（图3-55）。

【常用方法】可治疗遗精，与关元、三阴交等相配；可治疗喘息短气，与肺俞、膻中等相配；可治疗卒中脱证急救，与关元、命门（重灸）、神阙（隔盐灸）等相配；可治疗胃腹胀痛、呃逆、呕吐等，与足三里、脾俞、胃俞、天枢等相配；可治疗胃下垂、子宫下垂、脱肛等，与百会等相配。

4. 神阙（Shénquè，CV 8）

【国际标准定位】在上腹部，脐中央（图3-55）。

【常用方法】可治疗肠鸣腹痛等，与

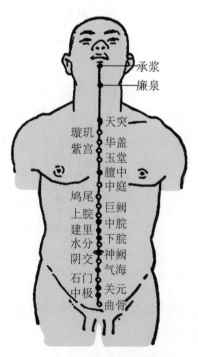

图3-55　任脉腧穴分布图

承浆
廉泉
天突
璇玑
华盖
紫宫
玉堂
膻中
中庭
鸠尾
巨阙
上脘
中脘
建里
下脘
水分
神阙
阴交
气海
石门
关元
中极
曲骨

天枢、足三里相配;可治疗脱肛,与气海、百会等相配;可治疗呕吐、泄利不止等,与阴陵泉、中脘等相配;可治疗中风脱证急救,与关元、命门等相配。

5. 下脘(Xiàwǎn, CV 10)

【国际标准定位】在上腹部,脐中上2寸,前正中线上(图3-55)。

【常用方法】可治疗腹痛、腹胀、腹泻、呕吐、完谷不化、小儿疳积等脾胃病,与中脘、神阙、足三里等相配。

6. 中脘(Zhōngwǎn, CV 12)　胃之募穴;八会穴之腑会。

【国际标准定位】在上腹部,脐中上4寸,前正中线上(图3-55)。

注:剑胸联合与脐中连线的中点处。

【常用方法】可治疗失眠、脏躁等,与百会、足三里、神门等相配;可治疗急性胃肠炎,与下巨虚、足三里等相配;可治疗胃下垂,与气海、足三里、内关、百会穴等相配。

7. 上脘(Shàngwǎn, CV 13)

【国际标准定位】在上腹部,脐中上5寸,前正中线上(图3-55)。

【常用方法】可治疗胃痛、呕吐、呃逆、腹胀等胃腑病证,与天枢、中脘、足三里等穴相配。

8. 巨阙(Jùquè, CV 14)　心之募穴。

【国际标准定位】在上腹部,脐中上6寸,前正中线上(图3-55)。

【常用方法】可治疗癫狂、癫痫等神志疾病,与百会、心俞等相配;可治疗胸痛、心悸,与膻中、内关等相配;可治疗呕吐、吞酸,与中脘、神阙等相配。

9. 膻中(Dànzhōng, CV 17)　心包之募穴;八会穴之气会。

【国际标准定位】在胸部,横平第4肋间隙,前正中线上(图3-55)。

【常用方法】可治疗急性乳腺炎,与天池、少泽等相配;可治疗呕吐反胃,与中脘、足三里等相配;可治疗哮喘,与天突、肺俞、丰隆等相配;可治疗产后缺乳,与乳根、三阴交等相配;可治疗心悸、心烦、心痛,与厥阴俞、内关等相配。

10. 天突(Tiāntū,CV 22)

【国际标准定位】在颈前区,胸骨上窝中央,前正中线上(图3-55)。

【常用方法】可治疗咳嗽、哮喘、咽喉肿痛、暴喑等肺系病证,与列缺、少商等相配;可治疗瘿气、梅核气、噎膈等气机不畅病证,与合谷、支沟、太冲等相配。

11. 廉泉(Liánquán,CV 23)

【国际标准定位】在颈前区,喉结上方,舌骨上缘凹陷中,前正中线上(图3-55)。

【常用方法】可治疗卒中(中风)失语、暴喑、吞咽困难、舌缓流涎、舌下肿痛、口舌生疮、喉痹等咽喉口舌病证,与金津玉液等相配。

12. 承浆(Chéngjiāng,CV 24)

【国际标准定位】在面部,颏唇沟的正中凹陷处(图3-55)。

【常用方法】可治疗口歪、齿龈肿痛、流涎等口部病证,与地仓、颊车等相配。

十四、督脉

1. 长强(Chángqiáng, GV 1)　督脉之络穴。

【国际标准定位】在会阴区,尾骨下方,尾骨端与肛门连线的中点处(图3-56)。

注:俯卧位或胸膝位取穴。

【常用方法】可治疗腹泻、痢疾、便血、便秘、痔疮、脱肛等病症,与百会、天枢等相配;可治疗癫狂痫,与内关、神门、百会等相配;可治疗腰脊和尾骶部疼痛,与肾俞、八髎等相配。

2. 腰阳关(Yāoyángguān, GV 3)

【国际标准定位】在腰部,第4腰椎棘突下凹陷中,后正中线上(图3-56)。

注:先找到髂棘最高点,此两点连线的中点即第4腰椎棘突下缘,即本穴。

【常用方法】可治疗腰骶疼痛、下肢活动不利、疼痛,与环跳等相配;可治疗月经不调、赤白带下等妇科病证,与中极、三阴交等相配;可治疗遗精、阳痿等男科病证,与关元、命门等相配。

3. 命门(Mìngmén, GV 4)

【国际标准定位】在腰部,第2腰椎棘突下凹陷中,后正中线上(图3-56)。

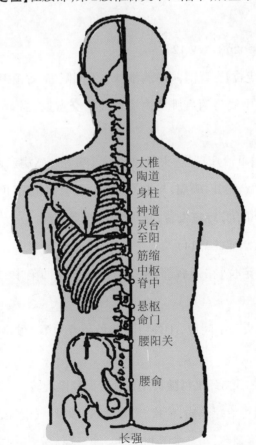

大椎
陶道
身柱
神道
灵台
至阳
筋缩
中枢
脊中
悬枢
命门
腰阳关
腰俞
长强

图3-56 督脉腧穴分布图

【常用方法】可治疗腰脊强痛、下肢活动不利、疼痛等病症,与肾俞、腰阳关等相配;可治疗月经不调、赤白带下、痛经、经闭、不孕等妇科病证,与三阴交、中极等相配;可治疗遗精、阳痿、精冷不育、小便频数等男子肾阳不足病证,与关元、肾俞等相配;可治疗小腹冷痛、腹泻,与天枢、大肠俞等相配。

4. 至阳(Zhìyáng, GV 9)

【国际标准定位】在脊柱区,第7胸椎棘突下凹陷中,后正中线上(图3-56)。

【常用方法】可治疗黄疸、胸胁胀满等肝胆病证,与期门、阳陵泉等相配;可治疗咳嗽、气喘,与肺俞、列缺等相配;可治疗腰背疼痛、脊强,与肾俞、委中、后溪等相配。

5. 身柱(Shēnzhù, GV 12)

【国际标准定位】在背部,第3胸椎棘突下凹陷中,后正中线上(图3-56)。

注:当后正中线与两肩胛冈内端连线的交点处,当第3胸椎棘突下凹陷中。

【常用方法】可治疗身热、头痛、咳嗽、气喘等外感病症,与合谷、曲池等相配;可治疗惊厥、癫狂、癫痫,与内关、神门、百会等相配;可治疗腰脊强痛,与肾俞等相配;可治疗疔疮发背,与曲池、大椎等相配。

6. 大椎(Dàzhuī, GV 14)

【国际标准定位】在颈后部,第7颈椎棘突下凹陷中,后正中线上(图3-56)。

注1:坐姿,头部中间位,于颈后隆起最高者为第7颈椎棘突,低头时容易触到。

注2:稍低头,第7颈椎可随头左右旋转而轻微旋转。

【常用方法】可治疗热病、疟疾、恶寒发热、咳嗽、气喘等,与合谷、曲池等相配;可治疗骨蒸潮热,与肺俞等相配;可治疗癫狂痫,与内关、神门、百会等相配;可治疗小儿惊风,与曲池等相配;可治疗项强、脊痛等,与身柱、肾俞等相配;可治疗风疹、痤疮等皮肤疾病,与曲池、血海等相配。

7. 风府(Fēngfǔ, GV 16)

【国际标准定位】在颈后区,枕外隆凸直下,两侧斜方肌之间凹陷中(图3-57)。

【常用方法】可治疗卒中、癫狂痫、癔症等内风为患的神志病证,与百会、神庭等相配;可治疗头痛、眩晕、颈项强痛、咽喉肿痛、失喑、目痛、鼻衄等头颈、五官病症,与风池、合谷等相配。

8. 百会(Bǎihuì, GV 20)

【国际标准定位】在头部,前发际正中直上5寸(图3-57)。

注1:当前、后发际正中连线的中点向前1寸凹陷中。

注2:折耳,两耳尖向上连线的中点。

【常用方法】可治疗小儿脱肛、子宫下垂等,与长强穴、气海等相配;可治疗头痛等,与风池、头维等相配。

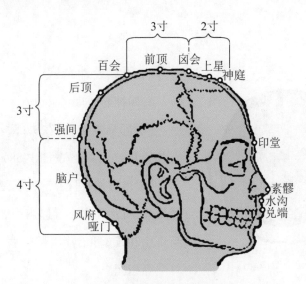

图3-57 督脉腧穴分布图

9. 上星(ShàngXīng, GV 23)

【国际标准定位】在头部, 前发际正中直上1寸(图3-57)。

【常用方法】可治疗鼻渊、鼻衄、头痛、目痛等头面部病症, 与合谷、迎香等相配; 可治疗热病、疟疾, 与后溪、曲池等相配; 可治疗癫狂, 与百会、人中等相配。

10. 神庭(Shéntíng, GV 24)

【国际标准定位】在头部, 前发际正中直上0.5寸(图3-57)。

【常用方法】可治疗癫狂痫、失眠、惊悸等神志病与百会、人中等相配; 可治疗头痛、目眩、目赤、目翳、鼻渊、鼻出血等头面五官病症, 与合谷、睛明等相配。

11. 印堂(Yìntáng, GV 29)

【国际标准定位】在头部, 两眉毛内侧端中间的凹陷中(图3-57)。

【常用方法】可治疗痴呆、痫证、失眠、健忘等神志病证, 与百会、内关、神门等穴相配; 可治疗头痛、眩晕, 与风池、头维等相配; 可治疗鼻出血、鼻渊, 与迎香、上星等相配。

十五、经外奇穴

1. 四神聪(Sìshéncōng, EX-HN1)

【国际标准定位】在头部, 百会前后左右各旁开1寸, 共4穴(图3-58)。

【常用方法】可治疗头痛、眩晕, 与合谷等相配; 可治疗失眠、健忘、癫痫等神志病, 与百会相配; 可治疗眼部疾病, 与攒竹、丝竹空等相配。

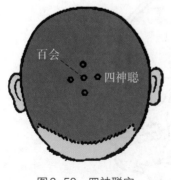

图3-58 四神聪穴

2. 鱼腰(Yúyāo，EX-HN4)

【国际标准定位】在头部，瞳孔直上，眉毛中央(图3-59)。

【常用方法】可治疗眉棱骨痛、眼睑𥄔动、眼睑下垂、目赤肿痛、目翳、口眼歪斜等，与阳白、颧髎等相配。

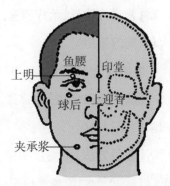

图3-59 鱼腰穴

3. 颈百劳(Jingbǎiláo，EX-HN15)

【国际标准定位】在颈部，第7颈椎棘突直上2寸，后正中线旁开1寸(图3-60)。

【常用方法】可治疗颈项强痛，与颈夹脊、风池等相配；可治疗咳嗽、气喘、骨蒸潮热、盗汗、自汗，与肺俞、列缺、复溜等相配。

4. 定喘(Dìngchuǎn，EX-B1)

【国际标准定位】在脊柱区，横平第7颈椎棘突下，后正中线旁开0.5寸(图3-60)。

【常用方法】可治疗哮喘、咳嗽，与肺俞等相配；可治疗肩背痛、落枕，与肩井等相配。

5. 夹脊(Jiájǐ，EX-B2)

【国际标准定位】在脊柱区，第1胸椎至第5腰椎棘突下两侧，后正中线旁开0.5寸，一侧17穴(图3-60)。

【常用方法】适应范围较广，其中上胸部的穴可治疗心肺、上肢疾病，与曲池、内关等相配；下胸部的穴可治疗脾胃肝胆疾病，与中脘、天枢、期门等相配；腰部的穴可治疗肾病、腰腹及下肢疾病，与环跳、足三里等相配。

6. 胃脘下俞(Wèiwǎnxiàshū，EX-B3)

【国际标准定位】在脊柱区，横平第8胸椎棘突下，后正中线旁开1.5寸(图3-60)。

【常用方法】可治疗胃痛、腹痛,与中脘、神阙等相配;可治疗胸胁痛,与大包、期门等相配。

7. 腰眼(Yāoyǎn,EX-B7)

【国际标准定位】在腰区,横平第4腰椎棘突下,后正中线旁开约3.5寸凹陷中(图3-60)。

【常用方法】可治疗腰痛,与肾俞、大肠俞等相配;可治疗月经不调、带下,与三阴交、阴陵泉等相配;可治疗虚劳疾病,与肾俞、命门等相配。

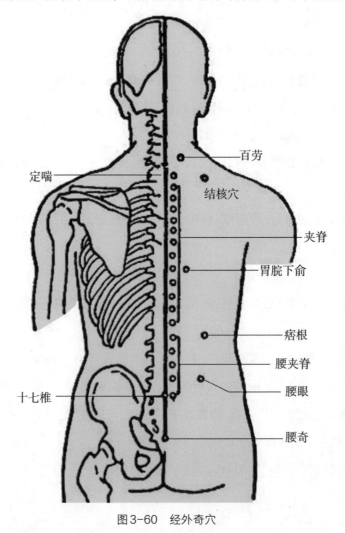

定喘

百劳

结核穴

夹脊

胃脘下俞

痞根

腰夹脊

腰眼

十七椎

腰奇

图3-60 经外奇穴

8. 十七椎（Shíqīzhuī，EX-B8）

【国际标准定位】在腰区，第5腰椎棘突下凹陷中（图3-60）。

【常用方法】可治疗腰腿痛、下肢瘫痪，与环跳、委中等相配；可治疗崩漏、痛经、月经不调，与三阴交、阴陵泉等相配；可治疗小便不利，与水道、中极等相配。

9. 安眠（Anmián）

【国际标准定位】在项部，在翳风穴与风池穴连线之中点处（图3-61）。

【常用方法】可治疗失眠、头痛、眩晕，与百会、风池等相配；可治疗心悸，与神门、内关等相配；可治疗癫狂痫，与内关、神门、百会等相配。

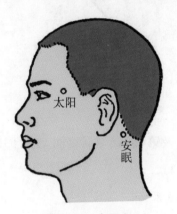

图3-61 安眠穴

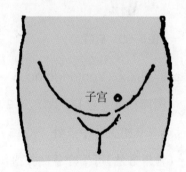

图3-62 子宫穴

10. 子宫（Zǐgōng，EX-CA1）

【国际标准定位】在下腹部，脐中下4寸，前正中线旁开3寸（图3-62）。

【常用方法】阴挺、月经不调、痛经、崩漏、不孕等妇科病，与中极、三阴交等相配。

11. 肩前（Jiānqián）

【国际标准定位】在肩前区，正坐垂肩，腋前皱襞顶端与肩髃连线的中点（图3-63）。

【常用方法】可治疗肩臂痛、臂不能举，与肩髃、肩髎、肩贞等相配。

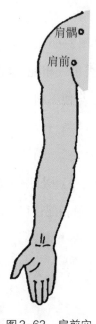

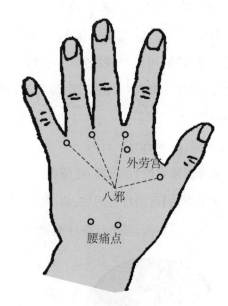

图3-63 肩前穴

图3-64 经外奇穴

12. 腰痛点(Yāotòngdiǎn，EX-UE7)

【国际标准定位】在手背，第2、第3掌骨及第4、第5掌骨之间，腕背侧横纹远端与掌指关节中点处，一手2穴(图3-64)。

【常用方法】可治疗急性腰扭伤，与水沟等相配。

13. 外劳宫(Wàiláogōng，EX-UE8)

【国际标准定位】在手背，第2、第3掌骨间，掌指关节后0.5寸(指寸)凹陷中(图3-64)。

【常用方法】可治疗落枕，与后溪、肩井等相配；可治疗手臂肿痛，与天井、手三里等相配。

注：本穴又名"落枕穴"。

14. 八邪(Bāxié，EX-UE9)

【国际标准定位】在手背，第1~5指间，指蹼缘后方赤白肉际处，左右共8穴(图3-64)。

【常用方法】可治疗手背肿痛、手指麻木，与液门、中渚等相配；可治疗烦热，与三阴交、阴陵泉等相配；可治疗目痛，与睛明、太阳等相配；可治疗毒蛇咬伤，点刺放血。

15. 鹤顶（Hèdǐng，EX-LE2）

【国际标准定位】在膝前区，髌底中点的上方凹陷中（图3-65）。

【常用方法】可治疗膝痛、足胫无力、下肢瘫痪等，与足三里、阳陵泉等相配。

16. 百虫窝（Bǎichóngwō，EX-LE3）

【国际标准定位】在股前区，髌底内侧端上3寸（图3-65）。

【常用方法】可治疗虫积，与迎香穴相配；可治疗风湿痒疹、下部生疮，与曲池、血海等相配。

17. 膝眼（Xīyǎn，EX-LE4）

【国际标准定位】在膝部，髌韧带两侧凹陷处的中央（图3-65）。

【常用方法】可治疗膝痛、腿痛，与环跳、鹤顶、足三里等相配；可治疗脚气，与足三里、三阴交等相配。

18. 胆囊（Dǎnnáng，EX-LE6）

【国际标准定位】在小腿外侧，腓骨小头直下2寸（图3-65）。

【常用方法】可治疗胆囊炎、胆石症、胆道蛔虫症、胆绞痛等，与阳陵泉、期门等相配；可治疗下肢活动不利、疼痛，与环跳、阳陵泉、足三里等相配。

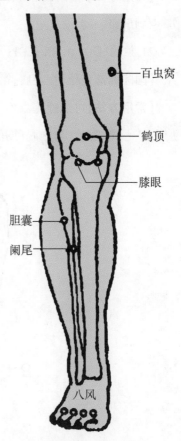

图3-65　经外奇穴

19. 阑尾(Lánwěi,EX-LE7)

【国际标准定位】在小腿外侧,髌韧带外侧凹陷下5寸,胫骨前嵴外一横指(中指)(图3-65)。

【常用方法】可治疗慢性阑尾炎、消化不良,与阳陵泉、肝俞等相配;可治疗下肢活动不利、疼痛,与阳陵泉、丰隆等相配。

20. 八风(Bāfēng,EX-LE10)

【国际标准定位】在足背,第1~5趾间,趾蹼缘后方赤白肉际处,左右共8穴(图3-65)。

【常用方法】可治疗足跗肿痛、趾痛,与太冲、内庭等相配;可治疗毒蛇咬伤,点刺放血。

21. 独阴(Dúyīn,EX-LE11)

【国际标准定位】在足底,第2趾的跖侧远端趾间关节的中点(图3-66)。

【常用方法】可治疗胞衣不下、月经不调、疝气,与至阴等相配;可治疗胸胁痛、卒心痛、呕吐,与中脘、期门等相配。

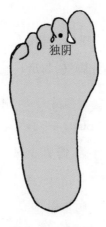

图3-66 独阴穴

第四章

灸法养生常用方法

第一节 艾 灸 类

一、艾炷灸

艾炷是指用手工或器具将艾绒制成的圆锥状物。将艾炷置于穴位或病变部位上，点燃施灸的方法称为艾炷灸。每燃1个艾炷，称为灸1壮（图4-1）。艾炷灸又分直接灸与间接灸两类。

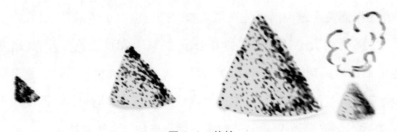

图4-1　艾柱

（一）直接灸

又称为着肤灸，是将艾炷直接置于皮肤施灸的方法（图4-2）。施灸时如将皮肤烧伤化脓，愈后留有瘢痕者，称为瘢痕灸，又称化脓灸；施灸时不使皮肤烧伤化脓，不留瘢痕者，称为无瘢痕灸，又称非化脓灸。

1. 瘢痕灸　施灸前可先将拟灸腧穴部位涂以少量大蒜汁，以增强黏附和刺激作用。然后将大小适宜的艾炷置于腧穴，从上端点燃施灸。每壮艾炷必须燃尽，除去灰烬后，方可继续易炷再灸，直至拟灸壮数灸完为止。施

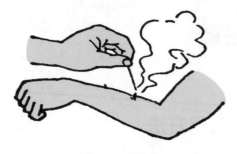

图4-2　直接灸

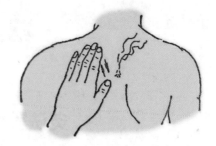

图4-3　瘢痕灸缓痛拍打示意图

灸时,由于艾火烧灼皮肤,因此可能产生剧痛,此时可用手在施灸腧穴周围轻轻拍打,以缓解疼痛(图4-3)。正常情况下,灸后1周左右,施灸部位无菌性化脓(脓液色白清稀)形成灸疮,经5~6周,灸疮自行痊愈,结痂脱落后留下瘢痕。瘢痕灸会损伤皮肤,施灸前必须征求患者同意方可使用。在灸疮化脓期间,需注意局部清洁,避免继发感染。临床上常用于治疗哮喘、风湿顽痹、瘰疬等慢性顽疾。

2. 无瘢痕灸　施灸前可先在拟灸腧穴部位涂以少量的凡士林,便于艾炷黏附。然后将大小适宜的艾炷置于腧穴,从上端点燃施灸,当艾炷燃剩1/3左右而患者感到微有灼痛时,即用镊子将艾炷夹去,易炷再灸,直至拟灸壮数灸完为止。一般应灸至局部皮肤出现红晕而不起泡为度。因皮肤无灼伤,故灸后不化脓,不留瘢痕。一般虚寒性疾患均可采用此法。

(二) 间接灸

是指用药物或其他材料将艾炷与施灸腧穴皮肤之间隔开而施灸的方法,故又称隔物灸、间隔灸(图4-4)。间隔所用药物或其他材料因病症而异。现介绍临床常用的几种间接灸法:

1. 隔姜灸　将鲜姜切成直径2~3cm,厚度约0.3cm的薄片,中间以针刺数孔,置于腧穴或患处,再将艾炷放在姜片上点燃施灸。若患者有灼痛感可将姜片提起,使之离开皮肤片刻,再行灸治。艾炷燃尽,易炷再灸,直至灸完应灸壮数。一般应以局部皮肤出现红晕而不起泡为度。此法有温胃止呕、散寒止痛的作用,常用于因寒而致的呕吐、腹痛以及风寒痹痛等。

2. 隔蒜灸 将鲜大蒜头切成厚约0.3cm的薄片,中间以针刺数孔,置于腧穴或患处,再将艾炷放在蒜片上点燃施灸。操作方法与隔姜灸相同。此法有清热解毒、杀虫等作用,多用于治疗瘰疬、肺结核及肿疡初起等。

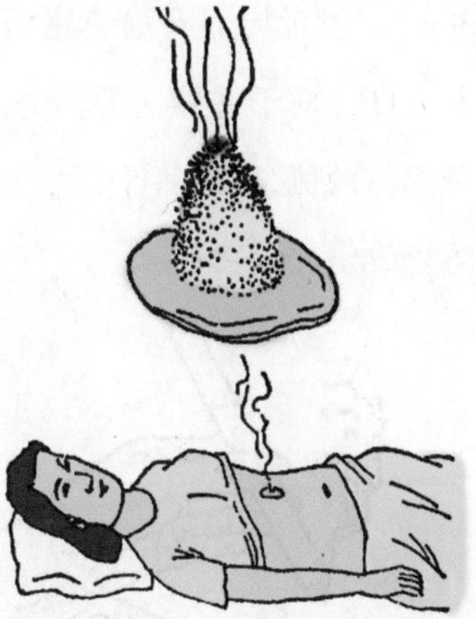

3. 隔盐灸 用干燥的食盐填敷于脐

图4-4 间接灸

部,或于盐上再置一薄姜片,上置大艾炷施灸。此法有回阳、救逆、固脱之功,多用于治疗伤寒阴证或吐泻并作、卒中脱证等。注意要连续施灸,不拘壮数,以期脉起、肢温、证候改善。

4. 隔附子饼灸 将附子研成粉末,用酒调和做成直径约3cm,厚约0.8cm的药饼,中间以针刺数孔,放在应灸腧穴或患处,上置艾炷,点燃施灸,直至灸完应灸壮数为止。此法有温补肾阳等作用,多用于治疗命门火衰而致的阳痿、早泄、宫寒不孕或疮疡久溃不敛等。

二、艾条灸

以艾绒为主要成分卷成的圆柱形长条称为艾条。点燃艾条施灸的方法称为艾条灸。艾条灸可分为悬起灸和实按灸两种方式。

(一) 悬起灸

将艾条的一端点燃,悬于腧穴或患处一定高度之上,使热力较为温和地作用于施灸部位,称为悬起灸。根据操作方法的不同,可分为温和灸、雀啄灸和回旋灸。

1. 温和灸 施灸时,将艾条点燃的一端对准应灸部位,距皮肤高2~

3cm,使患者局部有温热感而无灼痛为宜,一般每处灸10~15min,至皮肤红晕为度。对于昏厥、局部知觉迟钝的患者,医者可将示、中两指分开置于施灸部位两侧,以医者手指感知患者局部受热程度,以便及时调节艾条高度,防止烫伤(图4-5)。

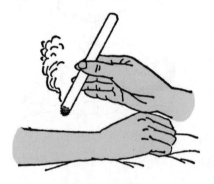

图4-5　温和灸

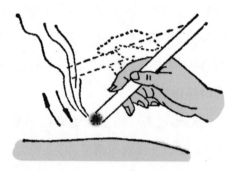

图4-6　雀啄灸

2. 雀啄灸　施灸时,艾条点燃的一端与施灸部位皮肤的距离并不固定,而是如鸟雀啄食一样上下活动(图4-6),至皮肤红晕为度。

3. 回旋灸　施灸时,艾条点燃的一端与施灸部位皮肤虽然保持一定距离,但艾条并不固定,而是左右移动或反复旋转施灸(图4-7)。

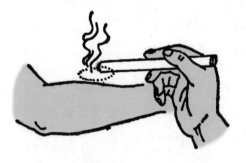

图4-7　回旋灸

悬起灸适用于多种可灸病证,其中温和灸多用于灸治慢性病,雀啄灸、回旋灸多用于灸治急性病。

(二) 实按灸

将点燃的艾条隔数层布或绵纸实按在穴位上,使热力透达深部,火灭热减后重新点火按灸,称为实按灸(图4-8)。若患者感到按灸局部灼烫、疼痛,即移开艾条,并增加隔层。灸量以反复灸熨7~10次为度。若在艾绒内另加药物后,用纸卷成艾卷施灸,名为"太乙神针"和"雷火神针"。

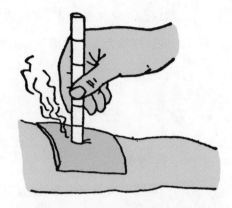

图4-8 实按灸

1. 太乙神针 历代医家之药物配方记载有所不同,一般处方为:人参250g,三七250g,山羊血62.5g,千年健500g,钻地风500g,肉桂500g,川椒500g,乳香500 g,没药500g,炮甲250g,小茴香500g,蕲艾2000g,甘草1000g,防风2000g,人工麝香少许。加工炮制后,共研为末,每支艾条加药末25g。此法治疗风寒湿痹、肢体顽麻、痿弱无力、半身不遂等均有效。

2. 雷火神针 历代医家之药物配方记载有所不同,一般处方为:沉香、木香、乳香、茵陈、羌活、干姜、炮甲各9g,人工麝香少许。加工炮制后共研为细末,将药末混入94g艾绒,用棉皮纸卷成圆柱形长条,外用鸡蛋清涂抹,再糊上桑皮纸6~7层,阴干待用。临床主治急性扭挫伤及寒湿气痛,其他主治病症与太乙神针法主治相同。

三、温灸器灸

温灸器又称灸疗器,指专门用于施灸的器具。临床常用的温灸器有灸盒(图4-9)和灸筒(图4-10)。用温灸器施灸的方法称为温灸器灸。施灸

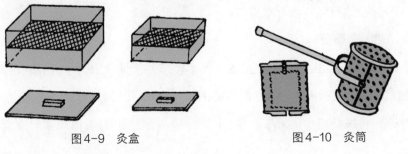

图4-9 灸盒   图4-10 灸筒

时,将艾绒或艾条装入温灸器,点燃后置于腧穴或应灸部位进行施灸,以所灸部位的皮肤红晕为度。适用于灸治腹部、腰部的一般常见病。

第二节 非艾灸类

一、药物灸

药物灸是将一些具有刺激性的药物涂敷于穴位或患处,使局部充血、起泡,犹如灸疮,故名天灸,又称药物灸、发泡灸。常用中药有白芥子、细辛、大蒜、斑蝥等。

(一)白芥子灸

将白芥子适量,研为细末,用水调成糊状,贴敷于穴位或患处,以活血止痛膏固定。贴敷1~3h,以局部皮肤灼热疼痛为度。一般可用于治疗咳喘、关节痹痛、口眼歪斜等症。

(二)细辛灸

取细辛适量,研为细末,加醋少许,调成糊状,敷于穴位或患处,以活血止痛膏固定。贴敷1~3h,以局部皮肤灼热疼痛为度。可敷涌泉或神阙穴治小儿口腔炎等。

(三)蒜泥灸

将大蒜捣烂如泥,取3~5g贴敷于穴位或患处,以活血止痛膏固定。贴敷1~3h,以局部皮肤灼热疼痛为度。如敷涌泉穴治疗咯血、鼻衄,敷合谷穴治疗乳蛾,敷鱼际穴治疗喉痹等。

(四)斑蝥灸

将芫青科昆虫南方大斑蝥或黄黑小斑蝥的干燥全虫研末,用醋或甘油、乙醇等调和。使用时先取胶布一块,中间剪一小孔(如黄豆大),对准应灸部位粘贴,将斑蝥粉少许置于孔中,上面再贴一层胶布固定,以局部起泡为度。

可治疗癣痒等症。

二、灯火灸

灯火灸又称灯草灸、油捻灸，是民间沿用已久的简便灸法。用灯心草一根，以麻油浸之，燃着后对准穴位或患处，迅速点灸皮肤，一触即起，接触皮肤时会伴有"叭"的爆脆声，如无爆脆声可重复一次。注意燃火前用软绵纸吸去灯心草上的浮油，防止点火后油滴烫伤皮肤。灸后皮肤出现黄褐色斑点或斑块，偶尔会起小泡。此法主要治疗小儿疳腮、乳蛾、吐泻、麻疹、惊风等病证。

三、代温灸膏

药物组成：辣椒、肉桂、生姜、肉桂油。

功能主治：温通经脉，散寒镇痛。用于风寒阻络所致的痹病，症见腰背、四肢关节冷痛；寒伤脾胃所致的脘腹冷痛、虚寒泄泻；慢性胃肠炎、慢性风湿性关节炎见上述证候者。

第五章

常见不适症的灸法养生

第一节 颈 项 不 适

颈项不适是指颈项部肌肉、韧带、筋膜、关节滑膜等软组织慢性损伤的一类病症,临床上多表现为颈项部的慢性疼痛及僵硬为主,也可累及手指麻木,或有头晕,心悸等不适。本症可见于西医的颈椎病,属于中医学"项痹""落枕"等范畴。

本病的治疗强调自我生活方式的改变,加强日常活动,避免长期低头位姿势。此外,灸法也可调理颈项不适。

一、中医学对本病的认识

中医学对本病认识较早,其发病归因于积劳成损,或外感风寒、湿邪侵袭,留滞经脉肌肉,以致筋脉不和、肌肉筋膜拘挛,经络闭阻,气血运行障碍,而致颈项不适。

二、辨证分型

1.寒湿证 颈项部冷痛重着,活动不利,每因天气变化或感寒而诱发。痛处喜温,体倦乏力,肢末欠温,食少腹胀,苔白腻而润,脉沉紧或沉迟。

2.瘀血证 痛处固定,或胀痛不适,或痛如锥刺,活动不利,甚至不能转侧,痛处拒按。常持续不解,反复发作,舌质黯青或有瘀斑,脉弦涩或细数。

3. 肾虚证　中老年患者多见,局部以痠痛为主,平素喜揉喜按,遇劳更甚,卧则稍减。偏阳虚者,则见面色发白,手足不温,少气乏力,舌淡,脉沉细;偏阴虚者,则见心烦不眠,口干咽燥,面色潮红,手足心热,舌红少苔,脉象细数。

三、灸法治疗

1. 治疗原则　舒筋通络,行气止痛。寒湿证以温经散寒为主;瘀血证以活血化瘀为主;肾虚证以补虚温肾为主。取穴以阿是穴和督脉、足太阳膀胱经穴为主。

2. 取穴　阿是穴、大椎、风池、肩中俞、肩井、巨骨。

3. 辨证加减　寒湿证配大椎、风门等;瘀血证配膈俞、气海等;肾虚证配命门、关元、气海、太溪、涌泉等。

4. 操作方式　每次选用4~6穴(痛点必选),每穴每次施灸10~30min,以艾条在穴位上作悬灸或回旋灸,使局部皮肤潮红为度。每日1~2次,10次为1个疗程。

四、其他灸法

1. 隔药灸

（1）取穴　参照前文。

（2）操作方法　间隔物常用鲜生姜片、附片或附子饼。每次选4~6穴,以针将姜片或附片戳数小孔,放于穴位上,上置锥形艾炷,燃至局部灼烫后取下。每穴各灸3~5壮,每日1次,10次为1个疗程。

2. 雷火灸

（1）取穴　参照前文。

（2）操作方法　在阿是穴或压痛点施用雷火针灸至疼痛缓解为度。每日1~2次,10次为1个疗程。

3.代温灸膏

(1)取穴 阿是穴。

(2)操作方法 膏药贴至痛处,每次3h,每日1次,10次为1个疗程。

4.温灸盒灸

(1)取穴 阿是穴。

(2)操作方法 以木制温灸盒置于颈部正中,在灸盒内均匀铺入艾绒或捏碎的艾段,约1cm厚。分多个点点燃,燃完为1壮,局部发烫时可左右移动,每次2~3壮,每日或隔日1次,10次为1个疗程。

五、按语

本病灸法治疗的同时患者应注意纠正不良姿势,加强颈项部肌肉的功能锻炼,以改善局部新陈代谢。

第二节 肩部不适

肩部不适是以肩部疼痛及肩关节活动受限为主要症状的病症。多发于50岁左右的成人,故又称"五十肩"。因患肩局部常畏寒怕冷,尤其后期多出现肩关节的炎症粘连和肌肉萎缩,肩部活动受限明显,故又称"肩凝症""冻结肩"等。本病症相当于西医学的肩关节周围炎,是肩部软组织退行性、炎症性病变。病变早期以肩部疼痛为主,后期以肩关节活动受限为主。病情迁延日久,可出现肩部肌肉萎缩。

一、中医学对本病的认识

中医认为本病症的发生与体虚、劳损、风寒侵袭肩部等因素有关。本病病位在肩部筋肉,与手三阳经、手太阴经关系密切;基本病机是肩部经络阻滞不通或筋肉失于濡养。

二、临床表现

初病时单侧或双侧肩部酸痛,并可向颈部和整个上肢放射,日轻夜重,患肢畏风寒,手指麻胀,肩关节呈不同程度僵直,手臂上举、外旋、后伸等动作均受限制。病情迁延日久,常可因寒湿凝滞,筋脉痹阻,导致患肢肌肉萎缩。

本病属于风寒湿痹的范畴。风胜者多伤于筋,肩痛可牵涉项背手指;寒胜者多伤于骨,肩痛较剧,深按乃得,得热则舒;湿胜者多伤于肉,肩痛固定不移,局部肿胀拒按。

三、辨经分型

1.手阳明经证 以肩前区疼痛为主,后伸疼痛加剧。

2.手少阳经证 以肩外侧疼痛为主,外展疼痛加剧。

3.手太阳经证 以肩后侧疼痛为主,肩内收时疼痛加剧。

4.手太阴经证 以肩前近腋部疼痛为主,且压痛明显。

四、灸法治疗

1.治疗原则 通经活络,舒筋止痛。取穴以局部穴位为主,配合循经远端取穴。

2.取穴 肩前、肩髃、肩髎、肩贞、阿是、曲池、阳陵泉。

3.随症加减 手阳明经证配合谷;手少阳经证配外关;手太阳经证配后溪;手太阴经证配列缺。

4.操作 先灸远端穴 20~30min,期间鼓励患者活动患侧肩关节 3~

5min;然后灸肩部穴位,要求有强烈的温热感。

五、其他灸法

(一) 隔药灸

1. 取穴 参照前文。

2. 操作方法 间隔物常用鲜生姜片、附片或附子饼。每次选4~6穴,以针将姜片或附片戳数小孔,放于穴位上,上置橄榄样大小锥形艾炷,燃至局部灼烫后取下。每穴各灸3~5壮,每日1次,10次为1个疗程。

(二) 雷火针灸

1. 取穴 参照前文。

2. 操作方法 在阿是穴或压痛点施用雷火针灸至疼痛缓解为度。每日1~2次,10次为1个疗程。

(三) 代温灸膏

1. 取穴 阿是穴。

2. 操作方法 膏药贴至痛处,每次3h,每日1次,10次为1个疗程。

(四) 温灸盒灸

1. 取穴 阿是穴。

2. 操作方法 以木制温灸盒置于肩部正中,在灸盒内均匀铺入艾绒或捏碎的艾段,约1cm厚。分多个点点燃,燃完为1壮,局部发烫时可左右移动,每次2~3壮,每日或隔日1次,10次为1个疗程。

六、按语

灸法治疗本病有较好的疗效,治疗越早疗效越好。但必须明确诊断,排除肩关节结核、肿瘤、骨折、脱臼等其他疾病。平时应进行适当的肩部功能锻炼,注意肩部保暖,避免风寒侵袭。

现代研究表明,灸法可以促进肩关节局部的微循环及营养代谢,有利于炎症水肿吸收和局部堆积的代谢产物的输送,缓解肌肉痉挛,松解粘连,改善肩关节功能。

第三节　腰 肌 劳 损

腰肌劳损是腰部肌肉、韧带、筋膜、关节滑膜等软组织慢性损伤的一类病症,临床上多表现为腰部及腰骶部的慢性疼痛,疼痛部位多固定,且症状劳累后加重,休息后可自行缓解。西医包括肌筋膜纤维织炎、第3腰椎横突综合征、脊椎关节突关节滑膜炎、脊上韧带损伤和脊间韧带损伤等。中医学称为"腰痛""腰脊痛""肾著"等。

本病的治疗强调自我生活方式的改变,加强日常活动,减少单一姿势。此外,灸法也用于慢性腰肌劳损的调理。

一、中医学对本病的认识

本症多见于腰部软组织损伤,肌肉风湿,以及脊柱病变等。本节重点叙述寒湿腰痛、劳损腰痛和肾虚腰痛。其他原因引起的腰痛,如妇女痛经引起的腰痛、泌尿系结石引起的腰痛,可参考有关章节论治。

二、辨证分型

(一)寒湿腰痛

腰部冷痛重着,活动不利,每因天气变化或感寒而诱发。痛处喜温,体倦乏力,肢末欠温,苔白腻而润,脉沉紧或沉迟。

(二)劳损腰痛

多有陈伤宿疾,劳累时加剧,腰部强直酸痛,其痛处固定,或胀痛不适,或痛如锥刺,活动不利,甚至不能转侧,痛处拒按。常持续不解,反复发作,舌质瘀青或有瘀斑,脉弦涩或细数。

(三) 肾虚腰痛

起病缓慢,隐隐作痛,绵绵不已,喜揉喜按,腿膝无力,劳累后加重,休息后缓解。偏阳虚者,则面色发白,手足不温,少气乏力,舌淡,脉沉细;偏阴虚者,则心烦不眠,口干咽燥,面色潮红,手足心热,舌红少苔,脉细数。

三、灸法治疗

1. 治疗原则　疏经通络,行气止痛。寒湿证以散寒除湿为主;瘀血证以活血化瘀为主;肾虚证以温肾补虚为主。取穴以阿是穴和督脉、足太阳膀胱经穴为主。

2. 取穴　肾俞、志室、命门、腰夹脊、阿是穴、腰俞、八髎。

3. 辨证加减　寒湿证配大肠俞、气海俞、阳陵泉、委中等;瘀血证配膈俞、气海俞、悬钟、委中等;肾虚证配命门、关元、气海、太溪、涌泉等。

4. 操作方式　每次选用4~6穴(痛点必选),每穴每次施灸10~30min,以艾条在穴位上作悬灸或回旋灸,使局部皮肤潮红为度。每日1~2次,10次为1个疗程。

四、其他灸法

(一) 隔药灸

1. 取穴　参照前文。

2. 操作方法　间隔物常用鲜生姜片,附片或附子饼。每次选4~6穴,以针将姜片或附片戳数小孔,贴于穴位上,上置锥形艾炷,燃至局部灼烫后取下。每穴各灸3~5壮,每日1次,10次为1个疗程。

（二）雷火针灸

1. 取穴 参照前文。

2. 操作方法 在阿是穴或压痛点施用雷火针灸至疼痛缓解为度。每日1~2次,10次为1个疗程。

（三）代温灸膏

1. 取穴 阿是穴。

2. 操作方法 膏药贴至痛处,每次3h,每日1次,10次为1个疗程。

（四）温灸盒灸

1. 取穴 阿是穴。

2. 操作方法 以木制温灸盒置于腰部正中,在灸盒内均匀铺入艾绒或捏碎的艾段,约1cm厚。分多个点点燃,燃完为1壮,局部发烫时可左右移动,每次2~3壮,每日或隔日1次,10次为1个疗程。

五、按语

腰痛可见于多种疾病中,不能误作腰肌劳损治疗,临床需注意甄别。本病在作灸法治疗的同时患者应注意纠正不良姿势,加强腰背肌功能锻炼,以改善局部的新陈代谢。另可配合补肾滋养的药食,壮肾强腰,也有利于本病的恢复。

第四节 膝关节冷痛

膝关节冷痛是指膝关节周围软组织及滑膜的无菌性炎症、肌痉挛、软组织粘连,或关节内透明软骨退行性变、软骨下骨磨损而引起疼痛的一种症状。本病多在阴雨天加重,甚至伴有膝关节僵硬、肿大及功能活动障碍等症状;长时间未治愈者还会导致膝关节畸形肿大。本病多见于西医的增生性膝骨关节炎、退行性膝骨关节炎等。中医学称为"膝痛""骨痹""骨萎""历节风"等。

本病的日常调护以加强膝关节功能锻炼,注意膝关节局部保暖为要。灸法对本病的调理效果较为明显,临床应用广泛。

一、中医学对本病的认识

中医学对本病认识较早——《素问·痹论》云:"风寒湿三气杂至,合而为痹也。"中老年人肝肾渐亏,筋骨失养,不荣则痛;或兼风寒湿邪气侵袭人体,流注筋脉,留于关节、肌肉和筋骨,阻滞经络;或长期劳损、跌仆闪挫,使气血运行不畅,经络痹阻,不通则痛。

二、辨证分型

(一)瘀血阻滞

膝关节刺痛,痛有定处,膝关节变形,屈伸不利,活动困难,或背驼腰弯,面色晦黯,舌质紫黯,脉细沉或脉涩。

(二)寒凝痹阻

肢体关节疼痛、重着且屈伸不利,遇寒痛增,得热稍减,日轻夜重,舌淡,苔白,脉沉细缓。

(三)肝肾亏虚

关节隐隐作痛,腰膝酸软,腰腿屈伸不利,俯仰转侧不利,兼有耳鸣耳聋、头晕目眩,舌淡红、苔薄白,脉细。

三、治疗原则

本病以温阳散寒、活血止痛为治疗原则。瘀血阻滞型以活血祛瘀为主;寒凝痹阻型以温阳散寒,宣痹止痛为主;肝肾亏虚型以补益肝肾为主。取穴以局部阿是穴和足阳明胃经经穴为主。

1. 取穴　阿是穴、内外膝眼、阳陵泉、阴陵泉、足三里、梁丘、鹤顶、伏兔。

2. 辨证加减　寒凝痹阻型配大椎、委中等穴;瘀血阻滞型配膈俞、委中、血海等;肝肾亏虚型配关元、气海、三阴交、涌泉等。

3. 操作方式　每次选用4~6穴(痛点必选),每穴每次施灸10~30min,以艾条在穴位上作悬灸或回旋灸,使局部皮肤潮红为度。每日1~2次,10次为1个疗程。

四、其他灸法

(一) 百笑灸

1. 取穴　参照前文。

2. 操作方法　使用时将百笑灸用医用胶布粘贴在施灸穴位,然后拔开灸筒盖,安装好灸芯,点燃后扣合在灸筒上。左右旋转筒身,通过调节进气孔大小,使灸温适中(一般温度为42℃)。升降灸筒盖也可调节施灸温度,以皮肤感到明显灼热感为度。每个灸芯可施灸30min左右。待皮肤热感消失、灸筒壁变凉,灸芯中灸柱燃烧完毕,拔开灸筒盖,取下灸芯,将灸芯按压熄火或放入盛水容器中,以确保灰烬完全熄灭。如需续灸,可在灸筒盖中重新安装新的灸芯,重复上述操作。

(二) 雷火针灸

1. 取穴　参照前文。

2. 操作方法　在阿是穴或压痛点施用雷火针灸至疼痛缓解为度。每日1~2次,10次为1个疗程。

(三) 中药热熨灸

1. 取穴　膝关节附近穴位。

2. 操作方法　中药(温痹散,方用乌附片15g,细辛5g,桂枝50g,羌活

10g,乳香 10g,没药 15g)研磨为粗末,加入食盐 500g,放锅内加热至 50~60℃,用事先准备的双层棉布袋盛装,扎口。将药袋放到患侧膝关节上热敷,慢慢滑动,疼痛明显的地方热敷时间稍长一些,温度低了可再加热,温度以50~60℃为宜,防止烫伤皮肤。每次热敷时间不少于30min,每日2次,2周为1个疗程。

(四)温灸盒灸

1. 取穴　阿是穴。

2. 操作方法　以木制温灸盒置于膝关节部,在灸盒内均匀铺入艾绒或捏碎的艾段,约1cm厚。分多个点点燃,燃完为1壮,局部发烫时可左右移动,每次2~3壮,每日或隔日1次,10次为1个疗程。

(五)热敏灸

1. 取穴　在热敏化腧穴探查的基础上,选择患者感觉最强的热敏点施灸。

2. 操作方法　以腧穴热敏感消失为准,每次施灸的时间 30~60min,开始治疗的前5天平均每天2次,一共治疗10次;第6天开始每天治疗1次,连续治疗25天,30天(次)为1个疗程。

(六)麦粒灸

1. 取穴　阿是穴。

2. 操作方法　施灸前可先在拟灸腧穴部位涂以少量的凡士林,便于艾炷黏附。然后将麦粒大小的艾炷置于腧穴上,从上端点燃施灸,当艾炷燃尽,易炷再灸,直至拟灸壮数灸完为止。

五、按语

本病提倡早期治疗,越早治疗效果越好。饮食方面需避免过多摄取动物内脏、肉类海鲜、豆类等高尿酸、高脂肪食物,忌酒与咖啡;应多摄取富含维生素食物,如动物软骨,富含胶原成分等,可补充关节所需养分。

此外,还应注意适当体育锻炼,如习惯跑步者,应配戴护膝;膝关节不适者,应减少上下楼梯的频次,因为上、下坡的时候,膝关节附近软组织最容易受到伤害。

第五节　肘关节疼痛

肘关节疼痛是以肘部局限性疼痛或寒冷等为主的病证。多因前臂旋转和屈伸肘腕关节用力不当所致,可见于木工、钳工、水电工、矿工及网球运动员等。其发生常与劳损有关,前臂长期反复做拧、拉、旋转等动作时,可使肘部的经筋损伤。本病可见于西医学的肱骨外上髁炎(网球肘)、肱骨内上髁炎和尺骨鹰嘴滑囊炎等。

一、中医学对本病的认识

属中医学"伤筋""痹证"范畴。本病病位在肘部手三阳经筋;基本病机是筋脉不通,气血瘀阻。

二、辨证分型

主症为肘关节活动时疼痛,有时疼痛可向前臂、腕部或上臂放射;局部肿胀不明显,有明显的固定压痛点,肘关节活动受限不明显。

1.手阳明经筋病证　肘关节外上方(肱骨外上髁周围)有明显的压痛点,疼痛可沿肱桡肌放射,局部红肿不明显,肘关节活动常正常。体检时可发现Mill's试验阳性或前臂抗阻力伸腕试验阳性。

2.手少阳经筋病证　肘关节外部(尺骨鹰嘴处)有明显的压痛点,急性者局部红肿可比较明显,慢性者红肿不明显,肘关节活动正常。触诊可发现:急性患者局部皮肤温度升高,多有波动感;慢性患者局部皮肤温度常正常,但纤维增生较明显。

3. 手太阳经筋病证　肘关节外下方(肱骨内上髁周围)有明显的压痛点,疼痛沿前臂内侧放射,局部红肿不明显,肘关节活动正常。体检时可发现前臂抗阻力屈腕试验阳性。

三、灸法治疗

治疗原则为舒筋通络,活血止痛。以局部腧穴为主。

1. 取穴　阿是穴。

2. 辨证取穴　手阳明经筋证配曲池、肘髎、合谷;手少阳经筋证配外关、天井;手太阳经筋证配小海、支正。

3. 操作　每次选用2~3穴(痛点必选),每穴每次施灸30~40min,以艾条在穴位上作悬灸或回旋灸,使局部皮肤潮红为度。每日2~3次,10日为1个疗程。

四、其他灸法

(一)隔药灸

1. 取穴　参照前文。

2. 操作方法　间隔物常用鲜生姜片、附片或附子饼。每次选4~6穴,以针将姜片或附片戳数小孔,贴于穴位,上置锥形艾炷,燃至局部灼烫后取下。每穴各灸3~5壮,每日1次,10次为1个疗程。

(二)雷火针灸

1. 取穴　参照前文。

2. 操作方法　在阿是穴或压痛点施用雷火针灸至疼痛缓解为度。每日1~2次,10次为1个疗程。

（三）代温灸膏

1. 取穴　阿是穴。

2. 操作方法　膏药贴至痛处,每次3h,每日1次,10次为1个疗程。

（四）温灸盒灸

1. 取穴　阿是穴。

2. 操作方法　以木制温灸盒置于肘关节疼痛部位,在灸盒内均匀铺入艾绒或捏碎的艾段,约1cm厚。分多个点点燃,燃完为1壮,局部发烫时可左右移动,每次2~3壮,每日或隔日1次,10次为1个疗程。

（五）麦粒灸

1. 取穴　阿是穴。

2. 操作方法　施灸前可先在拟灸腧穴部位涂以少量的凡士林,便于艾炷黏附。然后将麦粒大小的艾炷置于腧穴上,从上端点燃施灸,当艾炷燃尽,易炷再灸,直至拟灸壮数灸完为止。

五、按语

灸法治疗期间应避免肘部过度用力、避免劳累,同时注意局部保暖,免受风寒。

第六节　习惯性踝关节扭伤

踝关节扭伤是指踝关节部位韧带、肌腱、关节囊等软组织损伤引起的以踝关节肿胀、疼痛,甚至活动受限为主要表现的一种病证。临床根据损伤部位分为内翻型和外翻型2种;根据损伤程度分韧带捩伤、部分撕裂伤和完全断裂3型。若急性韧带损伤修复不佳,韧带松弛,易致复发性损伤。

一、中医学对本病的认识

中医称本病为"踝缝伤筋",其发生与足部运动用力过猛或不当等因素有关。本病病位在踝部经筋,基本病机是经气运行受阻、气血壅滞。

二、辨证分型

主症为踝关节于扭伤之后骤然出现疼痛、活动受限,或见局部明显肿胀,踝关节活动时疼痛加重,一般2~3日可出现皮下紫瘀血斑。

1. 足少阳经筋及阳跷脉证　足外踝周围肿胀疼痛或压痛明显(踝关节外侧副韧带损伤),足内翻疼痛加剧。

2. 足太阴经筋及阴跷脉证　足内踝周围肿胀疼痛或压痛明显(踝关节内侧副韧带损伤),足外翻疼痛加剧。

三、灸法治疗

(一)急性期(扭伤24h以内)

1. 治疗原则　疏调经筋,缓急止痛。以局部穴及相应同名经腕关节部腧穴为主。可配合局部冷敷止血,以减少局部出血及肿胀程度。

2. 取穴　阿是穴、阳池(或太渊)。

3. 辨证取穴　足少阳经筋及阳跷脉病证配悬钟、丘墟、申脉;足太阴经筋及阴跷脉病证配三阴交、商丘、照海。

4. 操作　先灸上肢远端穴位,行泻法;然后灸局部穴位,平补平泻。

(二)恢复期(扭伤24h后)

1. 治疗原则　舒筋活络,消肿止痛。以局部穴位为主。

2. 取穴　阿是穴。

3. 辨证取穴　足少阳经筋及阳跷脉病证配丘墟、足临泣、申脉;足太阴经筋及阴跷脉病证配商丘、照海、水泉。

四、其他灸法

(一) 隔药灸

1. 取穴　参照前文。

2. 操作方法　间隔物常用鲜生姜片,附片或附子饼。每次选4~6穴,以针将姜片或附片戳数小孔,贴于穴位,上置锥形艾炷,燃至局部灼烫后取下。每穴各灸3~5壮,每日1次,10次为1个疗程。

(二) 雷火针灸

1. 取穴　参照前文。

2. 操作方法　在阿是穴或压痛点施用雷火针灸至疼痛缓解为度。每日1~2次,10次为1个疗程。

(三) 代温灸膏

1. 取穴　阿是穴。

2. 操作方法　膏药贴至痛处,每次3h,每日1次,10次为1个疗程。

(四) 温灸盒灸

1. 取穴　阿是穴。

2. 操作方法　以木制温灸盒置于踝关节疼痛处,在灸盒内均匀铺入艾绒或捏碎的艾段,约1cm厚。分多个点点燃,燃完为1壮,局部发烫时可左右移动,每次2~3壮,每日或隔日1次,10次为1个疗程。

五、按语

针灸治疗踝关节扭伤主要针对韧带撝伤及不完全损伤。病程长者要加强局部护理,如患部保暖,避免风寒湿邪侵袭等。

第七节 足 跟 痛

足跟痛是一种慢性损伤造成的疼痛,中老年人和肥胖妇女是本病的好发人群。足跟痛患者多因长期久站,或者骨退行性变化引起。相当于西医的跟骨骨刺、跟腱滑膜炎、足底腱膜炎、跟骨下脂肪垫炎等疾病,西医认为本病可能与内分泌紊乱、骨代谢失衡有关。

一、中医学对本病的认识

中医认为足跟痛多因肾精不足、肌肉筋骨失养,复感风寒湿侵袭,使局部气血瘀滞不通而发病。

二、临床表现

足跟疼痛,晨起时较为明显,活动后疼痛可缓解,走路稍多又可加重。

三、灸法治疗

1.治疗原则 补益肾气,强筋健骨。

2.取穴 阿是穴、太溪、仆参、照海、大钟、复溜、水泉。

3.操作方式 每次选用4~6穴(痛点必选),每穴每次施灸10~30min,以艾条在穴位上作悬灸或回旋灸,使局部皮肤潮红为度。每日1~2次,10次为1个疗程。

四、其他灸法

(一) 隔药灸

1.取穴 参照前文。

2.操作方法 间隔物常用鲜生姜片,附片或附子饼。每次选4~6穴,以针将姜片或附片戳数小孔,贴于穴位,上置锥形艾炷,燃至局部灼烫后取下。每穴各灸3~5壮,每日1次,10次为1个疗程。

(二)雷火针灸

1.取穴 参照前文。

2.操作方法 在阿是穴或压痛点施用雷火针灸至疼痛缓解为度。每日1~2次,10次为1个疗程。

(三)代温灸膏

1.取穴 阿是穴。

2.操作方法 膏药贴至痛处,每次3h,每日1次,10次为1个疗程。

(四)温灸盒灸

1.取穴 阿是穴。

2.操作方法 以木制温灸盒置于足跟部,在灸盒内均匀铺入艾绒或捏碎的艾段,约1cm厚。分多个点点燃,燃完为1壮,局部发烫时可左右移动,每次2~3壮,每日或隔日1次,10次为1个疗程。

五、按语

灸法可使足跟部挛缩组织松解,解除病灶对神经、血管的压迫和刺激,消除炎性水肿。加之艾灸温经散寒,活血逐痹,遂可达疏经活络、散寒止痛之功效。

第八节 腱鞘囊肿

腱鞘囊肿是指关节附近的腱鞘内滑液增多,发生囊性疝出而形成囊肿。多发于手腕背侧、足背部,手指掌指关节及近侧指间关节处也常见到。一般认为肌腱或关节长期过度劳损,使滑膜腔内滑液增多而形成囊性疝出,以及结缔组织的黏液性退行性变可能是本病的病因。

一、中医学对本病的认识

腱鞘囊肿属中医学"筋结""筋聚"或"筋瘤"范畴。其发生多与患部关节活动、劳损或外伤刺激等因素有关。本病病位在筋,属经筋病;基本病机为经筋劳伤,气津凝滞。

二、临床表现

腕背部或足背部出现囊性肿物,呈半圆球形,表面光滑,边界清楚,质软,有波动感,压痛轻微或无压痛;囊液充满时,囊壁变为坚硬,局部压痛。

三、灸法治疗

1.治疗原则　温经活血,祛瘀散结。治疗以局部腧穴为主。

2.取穴　阿是穴。

3.随症加减　腕背部的配阳溪、阳池或外关;足背部的配解溪。

4.操作方式　以艾条温和灸,每次施灸15~20min。每日或隔日1次,10次为1个疗程。

四、其他灸法

(一) 温灸盒灸

1.取穴　参照前文。

2.操作方法　以木制温灸盒置于患处,在灸盒内均匀铺入艾绒或捏碎的艾段,约1cm厚。分多个点点燃,燃完为1壮,局部发烫时可左右移动,每次2~3壮,每日或隔日1次,10次为1个疗程。

(二)雷火针灸

1. 取穴　参照前文。

2. 操作方法　在阿是穴或压痛点施用雷火针灸至疼痛缓解为度。每日1~2次,10次为1个疗程。

五、按语

治疗期间和治愈初期,应注意休息,避免局部过劳,以防止复发。

第九节　腱　鞘　炎

腱鞘炎是手腕部(或足踝部)的腱鞘因外伤、劳损而出现以受累关节屈伸不利、局部肿痛为主要症状的疾病。本病多发生在手腕部,以桡骨茎突部狭窄性腱鞘炎和屈指肌腱狭窄性腱鞘炎最为常见。多见于手工操作者,女性多于男性。

一、中医学对本病的认识

腱鞘炎属中医学"筋痹"范畴,其发生与劳作过度、外邪侵袭等因素有关。本病病位在经筋;基本病机是筋脉痹阻,气血运行不畅。

二、辨证分型

主症为患指腱鞘处肿胀疼痛,受累关节活动不利,有时可触及皮下硬结。

1. 桡骨茎突部狭窄性腱鞘炎　手阳明经筋证:桡骨茎突处疼痛,可向拇指及前臂放射,以拇展肌腱受累为主,列缺、阳溪附近多有明显压痛。

2. 屈指肌腱狭窄性腱鞘炎

（1）手太阴经筋证　当拇指屈曲和（或）伸展时疼痛，以拇屈和（或）伸肌腱受累为主，第一掌指关节掌面处多有压痛。

（2）手厥阴经筋证　当中指屈曲/背伸时疼痛，活动受限，甚至出现"弹响"或一时的"交锁"现象，系中指屈和（或）伸肌腱受累，第三掌指关节掌面处有明显压痛。

（3）手少阳经筋证　当环指屈曲和（或）伸展时疼痛、活动受限，以环指屈和（或）伸肌腱受累为主，第四掌指关节掌面处有明显压痛。

三、灸法治疗

1.治疗原则　舒筋通络，温经止痛。治疗以局部取穴为主。

2.取穴　阿是穴。

3.辨证加减　手阳明经筋证配阳溪、列缺；手厥阴经筋证配大陵、劳宫；手少阳经筋证配中渚、阳池；手太阴经筋证配鱼际、太渊。

4.操作方式　以艾条温和灸，每穴施灸20~30min。每日或隔日1次，10次为1个疗程。

四、其他灸法

主要是雷火针灸。

1.取穴　参照前文。

2.操作方法　在阿是穴或压痛点施用雷火针灸至疼痛缓解为度。每日1~2次，10次为1个疗程。

五、按语

针灸治疗腱鞘炎疗效较佳。治疗期间应减少腕部活动，注意保暖，避免寒冷刺激。

第十节　睡　眠　欠　佳

睡眠欠佳,又称不寐,是以经常不能获得正常睡眠为主要表现的病症,亦称"失眠""不得卧"。患者或入睡困难,或睡眠不深,或睡眠时间不足,严重者甚至彻夜不眠。本病多见于西医学的神经衰弱、围绝经期综合征、焦虑症、抑郁症、贫血等多种疾病。

一、中医学对本病的认识

中医认为,本病的发生常与饮食不节、情志失常、劳逸失调、病后体虚等因素有关。不寐的病位在心,与肝、脾、肾、胆、胃等脏腑密切相关。基本病机是心神不宁;或阴跷脉或阳跷脉功能失衡,阴阳失衡。

二、辨证分型

主症为入睡困难,或寐而易醒,甚则彻夜不眠。

1.肝火扰心型　兼见情绪不宁,急躁易怒,头晕头痛,胸胁胀满,舌红,脉弦。

2.心脾两虚型　兼见心悸健忘,纳差倦怠,面色无华,易汗出,舌淡,脉细弱。

3.心肾不交型　兼见五心烦热,头晕耳鸣,腰膝酸软,遗精盗汗,舌红,脉细数。

4.心胆气虚型　兼见多梦易惊,心悸胆怯,善惊多恐,多疑善虑,舌淡,脉弦细。

5.痰火扰心型　兼见脘闷嗳气,嗳腐吞酸,心烦口苦,苔厚腻,脉滑数。此型也有"胃不和则卧不安"的说法。

三、灸法治疗

1. 治疗原则　调和阴阳,安神利眠。以督脉、手少阴及足太阴经穴、八脉交会穴为主。

2. 取穴　百会、神门、三阴交、照海、申脉。

3. 辨证取穴　肝火扰心型配太冲、行间、侠溪;心脾两虚型配心俞、脾俞、足三里;心肾不交型配心俞、肾俞、太溪;心胆气虚型配心俞、胆俞;痰火扰心型配丰隆、中脘、足三里。头晕配风池、悬钟;重症不寐配神庭、印堂、四神聪。

4. 操作方式　以艾条温和灸,每穴施灸15~20min。每日或隔日1次,10次为1个疗程。

四、其他灸法

(一) 隔药灸

1. 取穴　百会、神门、三阴交、丰隆、中脘、足三里、脾俞、胃俞、意舍、胃仓。

2. 操作方法　间隔物常用鲜生姜片,附片或附子饼。每次选4~6穴,以针将姜片或附片戳数小孔,贴于穴位,上置锥形艾炷,燃至局部灼烫后取下。每穴各灸3~5壮,每日1次,10次为1个疗程。本法适用于"胃不和则卧不安"的患者。

(二) 温灸盒灸

1. 取穴　同前。

2. 操作方法　以木制温灸盒置于穴位,在灸盒内均匀铺入艾绒或捏碎的艾段,约1cm厚。分多个点点燃,燃完为1壮,局部发烫时可左右移动,每次2~3壮,每日或隔日1次,10次为1个疗程。

五、按语

1. 灸法治疗不寐效果良好,尤其是在下午或晚上治疗,效果更好。

2. 灸法治疗本病时,应指导患者养成良好的睡眠习惯,让患者认识导致失眠的原因,以减轻心理压力;并让患者放松情绪,减轻焦虑,尽量减少对失眠的关注,避免精神刺激。

3. 灸法治疗本病,可通过改善大脑皮质额叶功能,调节脑内单胺类递质、抑制性和兴奋性神经递质、细胞因子,以及褪黑素含量等实现镇静催眠作用。

第十一节 四肢冰冷

四肢冰冷,是指自觉四肢发冷或伴汗出潮湿,不仅冬天手脚冰凉,炎热夏天也仍然手脚不温。

一、中医学对本病的认识

中医认为,本症的发生多因人体阳气不振,阴气积于体内所致。阳虚生内寒,手脚自然冷;加上阳虚不能推动气血运行,身体表面和四肢末端不得荣养,故见四季手脚冰冷。另外,也有因邪热内盛,深藏于里,阳气被遏,郁闭于内,不能外透,格阴于外,而表现为四肢厥冷者;虽然少见,但不可不察。

二、辨证分型

1. 主症 四肢冰冷,不能自温。

2. 伴随症状 神疲乏力,精神委靡,大便溏泄,头晕耳鸣,舌淡苔薄,脉细。

三、灸法治疗

1. 治疗原则　温通经脉,健脾益气。

2. 取穴　涌泉、足三里、大椎、命门、神阙、关元。

3. 操作方式　以艾条温和灸,每次施灸15~30min。每日或隔日1次,10次为1个疗程。

四、其他灸法

(一) 代温灸膏

1. 取穴　同前。

2. 操作方法　膏药贴至穴位处,每次3h,每日1次,10次为1个疗程。

(二) 温灸盒灸

1. 取穴　同前。

2. 操作方法　以木制温灸盒置于穴位上,在灸盒内均匀铺入艾绒或捏碎的艾段,约1cm厚。分多个点点燃,燃完为1壮,局部发烫时可左右移动,每次2~3壮,每日或隔日1次,10次为1个疗程。

五、按语

1. 阳气不足,手脚会冰冷。另外,长时间身体受凉也会诱发手脚冰凉,所以提升阳气以及保暖是手脚冰凉调养的第一重点。

2. 不要偏食和过度减肥,让身体储存适量的脂肪,可帮助维持体温。

3. 泡脚是缓解手脚冰凉一个十分有效的方式,有助于促进末梢血液循环,驱散寒意。每天可以将脚踝置于40℃热水中浸泡30min,或以脊柱微微发热为度。

第十二节　食　欲　不　振

食欲不振,又称"不欲食"。表现为食欲差、不知饥饿、纳呆、纳差、不思食等。甚者恶闻食臭,见食则呕,乃至呕恶欲吐,则称恶食、厌食。本症常见于现代医学的神经性厌食症、小儿消化不良等疾病。

一、中医学对本病的认识

中医认为,本症多由脾胃功能失调所致,如脾胃素虚,或喂养不当、饮食不节、伤及脾胃。

二、辨证分型

(一) 虚证

1. 脾胃虚寒　食欲不振,进食稍多则脘腹胀闷欲呕,脘腹隐痛,喜暖恶寒,疲倦气短,四肢不温,大便溏薄,舌淡苔白,脉沉迟。

2. 脾肾阳虚　食欲不振,气短懒言,疲乏倦怠,畏寒肢冷,腹胀腹痛,腰酸腿软,肢体水肿,完谷不化,五更泄泻,舌质淡,舌体胖,脉沉细。

3. 脾胃气虚　食欲不振,不思饮食,食后腹胀,或进食少许即泛泛欲吐,气短懒言,倦怠少力,舌淡苔白,脉缓弱。

4. 胃阴不足　食欲不振,饥不欲食,口渴喜饮,大便干结,小便短少,舌质红,苔少,脉细略数。

(二) 实证

1. 内伤食滞　食欲不振,嗳腐吞酸,脘腹饱胀,大便臭秽或秘结不通,舌苔厚腻,脉滑。

2. 肝气犯胃　食欲不振,不思饮食,呃逆嗳气,精神抑郁,胸胁胀闷或胀痛,脉弦。

3.脾胃湿热 食欲不振,呕恶厌食,脘腹痞闷,疲倦乏力,大便溏,小便黄,舌红,苔黄白而腻,脉濡数或滑。

三、灸法治疗

1.治疗原则 实证以消食导滞为主;虚证以健脾开胃为主。取穴以足太阳膀胱经、足阳明胃经、任脉腧穴为主。

2.取穴 脾俞、胃俞、足三里、四缝。

3.辨证取穴 脾胃虚寒加中脘、神阙;脾肾阳虚加肾俞、命门;内伤食滞加下脘、璇玑;脾胃气虚加中脘、气海;胃阴不足加中脘、三阴交;肝气犯胃加肝俞、期门;脾胃湿热加阴陵泉、三阴交。

4.操作方式 以艾条温和灸,每次施灸15~20min。每日或隔日1次,10次为1个疗程。

四、其他灸法

(一) 代温灸膏

1.取穴 同前。

2.操作方法 膏药贴至穴位处,每次3h,每日1次,10次为1个疗程。

(二) 温灸盒灸

1.取穴 同前。

2.操作方法 以木制温灸盒置于穴位上,在灸盒内均匀铺入艾绒或捏碎的艾段,约1cm厚。分多个点点燃,燃完为1壮,局部发烫时可左右移动,每次2~3壮,每日或隔日1次,10次为1个疗程。

五、按语

1. 本症患者首先要合理膳食,养成良好的饮食习惯;动物食品含锌较多,须在膳食中保持一定的比例。此外还可增加锌的摄入量,以增加食欲。

2. 如有慢性疾病和营养不良,须及早治疗。

3. 小儿患者还可以配合小儿推拿疗法进行治疗,疗效较好。

4. 四缝穴可配合挑刺或割治法治疗。

第十三节 胃脘疼痛

胃脘疼痛是以上腹胃脘部发生疼痛为主症的病证,又称"胃痛"。由于疼痛部位近心窝处,古人又称"心痛""心下痛"等。可见于西医学的胃痉挛、胃肠神经症、急慢性胃炎、消化性溃疡、胃黏膜脱垂等疾病。

一、中医学对本病的认识

其发生常与寒邪客胃、饮食伤胃、肝气犯胃和脾胃虚弱等因素有关。本病病位在胃,与肝、脾关系密切。基本病机是胃气失和、胃络不通或胃失温养。

二、辨证分型

(一) 实证

主症为上腹胃脘部暴痛,痛势较剧,痛处拒按,饥时痛减,纳后痛增。

1. 寒邪犯胃型 兼见脘腹得温痛减,遇寒痛增,恶寒喜暖,口不渴,喜热饮,或伴恶寒,苔薄白,脉弦紧。

2. 饮食伤胃型 兼见胃脘胀满疼痛,嗳腐吞酸,嘈杂不舒,呕吐或矢气后痛减,大便不爽,苔厚腻,脉滑。

3.肝气犯胃型　兼见胃脘胀满,胃痛连胁,嗳气频频,吞酸,大便不畅,每因情志因素而诱发,心烦易怒,喜太息,苔薄白,脉弦。

4.气滞血瘀型　兼见胃痛拒按,痛有定处,食后痛甚,或有呕血黑便,舌质紫暗或有瘀斑,脉细涩。

(二)虚证

主症为上腹胃脘部疼痛隐隐,痛处喜按,空腹痛甚,纳后痛减。

1.脾胃虚寒型　兼见泛吐清水,喜暖,大便溏薄,神疲乏力,或手足不温,舌淡苔薄,脉虚弱或迟缓。

2.胃阴不足型　兼见胃脘灼热隐痛,似饥而不欲食,咽干口燥,大便干结,舌红少津,脉弦细或细数。

三、灸法治疗

1.治疗原则　和胃止痛。以胃之下合穴、募穴为主。

2.取穴　足三里、中脘、内关、公孙。

3.辨证取穴　寒邪犯胃型配胃俞、神阙;饮食伤胃型配梁门、天枢;肝气犯胃型配期门、太冲;气滞血瘀型配膻中、膈俞;脾胃虚寒型配神阙、胃俞、脾俞;胃阴不足型配胃俞、三阴交。

其中,足三里乃足阳明胃经合穴、胃之下合穴,可疏调胃腑气机,和胃止痛;中脘为胃之募穴,八会穴之腑会,可健运中州,调理气机;内关宽胸解郁,行气止痛。

4.操作方式　以艾条温和灸,每次施灸 15~20min。每日或隔日 1 次,10次为 1 个疗程。

四、其他灸法

(一) 隔药灸

1. 取穴　同前。

2. 操作方法　间隔物常用鲜生姜片、细盐、附片或附子饼。每次选4~6穴，以针将姜片或附片戳数小孔，贴于穴位上，上置锥形艾炷，燃至局部灼烫后取下。每穴各灸3~5壮，每日1次，10次为1个疗程。本法适用于寒邪犯胃型和脾胃虚寒型患者。

(二) 温灸盒灸

1. 取穴　阿是穴。

2. 操作方法　以木制温灸盒置于穴位上，在灸盒内均匀铺入艾绒或捏碎的艾段，约1cm厚。分多个点点燃，燃完为1壮，局部发烫时可左右移动，每次2~3壮，每日或隔日1次，10次为1个疗程。

(三) 麦粒灸

1. 取穴　足三里穴、中脘穴。

2. 操作方法　施灸前可先在拟灸腧穴部位涂以少量的凡士林，便于艾炷黏附。然后将麦粒大小的艾炷置于腧穴上，从上端点燃施灸，当艾炷燃尽，易炷再灸，直至拟灸壮数灸完为止。

五、按语

1. 灸法治疗急慢性胃炎所致的胃痛均有较明显的效果，尤其对胃痉挛引起的胃痛，止痛效果更快、更好。

2. 胃痛患者平时宜心情舒畅，避免感受风寒，饮食宜有规律，避免暴饮暴食，严禁烟酒和刺激性食物。

3. 现代研究表明，灸法可以通过调节自主神经功能，缓解胃肠痉挛，调整胃酸和胃蛋白酶的分泌,从而促进胃肠功能紊乱的恢复。

第十四节 口腔溃疡

口腔溃疡是以口腔内唇、舌、腮、上腭等处黏膜发生单个或多个溃疡为主症的病证,亦称"口糜""口疳"。本病多见于西医学溃疡性口炎、复发性口疮等疾病。

一、中医学对本病的认识

中医认为,本症的发生多和过食辛辣厚味、嗜饮醇酒、外感风火燥邪、病后劳损等因素有关。本病病位在口舌,基本病机是脏腑热毒或虚火上炎。心开窍于舌,脾开窍于口,脾经"连舌本,散舌下",肾经"夹舌本",故本病与心、脾、肾关系密切。

二、辨证分型

主症为唇、舌、腮、上腭等处黏膜出现圆形或椭圆形的淡黄色或灰白色小点,周围红晕,表面凹陷,局部灼痛。

1.心脾蕴热型　兼见黄白色溃疡,周围鲜红微肿,灼热作痛,口渴,小便短赤,舌红,苔黄腻,脉滑数。

2.阴虚火旺型　兼见口疮灰白,周围色淡红,溃疡面较小而少,反复绵延,舌红,苔少,脉细数。

三、灸法治疗

1.治疗原则　清热泻火。以局部选穴及手足阳明经穴为主。

2.取穴　承浆、地仓、廉泉、合谷。

3. 辨证取穴　心脾蕴热型配劳宫、内庭;阴虚火旺型配复溜、照海。痛甚配金津、玉液点刺出血。

4. 操作方式　以艾条温和灸,每次施灸 15~20min。每日或隔日 1 次,10次为 1 个疗程。

四、其他灸法

(一) 温灸盒灸

1. 取穴　合谷穴。

2. 操作方法　以木制温灸盒置于穴位上,在灸盒内均匀铺入艾绒或捏碎的艾段,约 1cm 厚。分多个点点燃,燃完为 1 壮,局部发烫时可左右移动,每次 2~3 壮,每日或隔日 1 次,10 次为 1 个疗程。

五、按语

1. 忌食辛辣刺激性食物,戒烟、戒酒。

2. 注意口腔卫生,劳逸结合,保证充足睡眠和愉快心情,锻炼身体,增强体质。

第十五节　口　　臭

口臭是指口内出气臭秽的一种症状。俗名口气。

一、中医学对本病的认识

中医认为,本症病因多为胃热上蒸、痰热壅肺、肠胃食积。《诸病源候论·口臭候》:"口臭,由五藏六腑不调,气上胸鬲。"

二、辨证分型

1. **脾胃蕴热型** 症见口臭、口渴饮冷,口唇红赤,口舌生疮,或牙龈红肿疼痛,小便短赤,大便秘结,舌红苔黄,脉数有力。

2. **饮食停滞型** 症见口中酸臭,脘腹胀满,嗳气频作,不思饮食,大便或溏或秘,矢气臭秽,舌苔厚腻,脉弦滑。

3. **痰热壅肺型** 症见口气腥臭,兼胸满胀痛,咳嗽吐浊,或咳吐脓血,咽干口苦,不欲饮水,舌苔黄腻,脉象滑数。

三、灸法治疗

1. **治疗原则** 清利湿热。

2. **取穴** 地仓、颊车、内庭、合谷。

3. **辨证取穴** 脾胃蕴热型加厉兑,饮食停滞型加中脘、足三里、天枢,痰热壅肺型加曲池、合谷。

4. **操作方式** 以艾条温和灸,每次施灸15~20min。每日或隔日1次,10次为1个疗程。

四、其他灸法

(一) 代温灸膏

1. **取穴** 同前。

2. **操作方法** 膏药贴至穴位处,每次3h,每日1次,10次为1个疗程。

(二) 温灸盒灸

1. **取穴** 同前。

2. **操作方法** 以木制温灸盒置穴位处,在灸盒内均匀铺入艾绒或捏碎的艾段,约1cm厚。分多个点点燃,燃完为1壮,局部发烫时可左右移动,每次2~3壮,每日或隔日1次,10次为1个疗程。

五、按语

1. 灸法治疗口臭有一定疗效,但须明确诊断,辨证施治。

2. 口臭患者宜清淡素食,忌食辛辣荤腥;常漱口刷牙,注意口腔卫生。

3. 卒中及卒中后遗症患者,由于风火、痰浊亢盛,口中秽气冲人,宜熄风清火、化痰以治其本,可选取风池、人中、大陵、丰隆、太冲等穴。

第十六节 呃 逆

呃逆是以喉间呃呃连声,声短而频,难以自止为主症的病证。临床所见以偶然发生者居多,这种呃逆时间短暂,均能自愈。有的则屡屡发生,持续数天、数月,甚至数年。本病可见于西医学的单纯性膈肌痉挛、胃肠神经症、胃炎、胃癌、肝硬化晚期、脑血管病、尿毒症等疾病,胸、腹部手术后也可出现本症。

一、中医学对本病的认识

呃逆的发生主要与饮食不当、情志不畅、正气亏虚有关。其病位在膈,基本病机是胃气上逆,动膈作声。病变脏腑主要在胃,累及肺、肝、肾。

二、辨证分型

主症为喉间呃呃连声,声音短促,频频发出,不能自制。

1. 胃寒积滞型 兼见呃声沉缓有力,胸膈及胃脘不舒,得热则减,遇寒更甚,进食减少,恶食生冷,喜饮热汤,口淡不渴,舌苔白,脉迟缓。

2. 胃火上逆型 兼见呃声洪亮有力,冲逆而出,口臭烦渴,多喜冷饮,脘腹满闷,大便秘结,小便短赤,苔黄燥,脉滑数。

3. 肝气郁滞型　兼见呃逆连声,常因情志不畅而诱发或加重,胸胁满闷,嗳气纳减,肠鸣矢气,苔薄白,脉弦。

4. 脾胃阳虚型　兼见呃声低长无力,气不得续,泛吐清水,脘腹不舒,喜温喜按,面色㿠白,手足不温,食少乏力,大便溏薄,舌质淡,苔薄白,脉细弱。

5. 胃阴不足型　兼见呃声短促不得续,口干咽燥,烦躁不安,不思饮食,或食后饱胀,大便干结,舌红,苔少而干,脉细数。

6. 气滞血瘀型　多在胸腹部手术后出现,症见呃逆频作,胸腹胀满或疼痛,大便不通,矢气不通,舌紫黯,苔黄腻或干,脉弦涩。

三、灸法治疗

1. 治疗原则　宽胸利膈,和胃降逆。以任脉、手厥阴、足阳明经穴为主。

2. 取穴　膈俞、内关、中脘、足三里、膻中。

3. 辨证取穴　胃寒积滞型配胃俞、建里;胃火上逆型配胃俞、内庭;肝气郁滞型配期门、太冲;脾胃阳虚型配脾俞、胃俞;胃阴不足型配胃俞、三阴交;气滞血瘀型配合谷、血海。大便秘结、肠鸣、腹胀甚者配天枢、上巨虚。

4. 操作方式　以艾条温和灸,每次施灸15~20min。每日或隔日1次,10次为1个疗程。

四、其他灸法

(一) 隔药灸

1. 取穴　参照前文。

2. 操作方法　间隔物常用鲜生姜片、附片或附子饼。每次选4~6穴,以针将姜片或附片戳数小孔,贴于穴位,上置锥形艾炷,燃至局部灼烫后取下。每穴各灸3~5壮,每日1次,10次为1个疗程。

（二）代温灸膏

1. 取穴 阿是穴。

2. 操作方法 膏药贴至痛处,每次3h,每日1次,10次为1个疗程。

（三）温灸盒灸

1. 取穴 阿是穴。

2. 操作方法 以木制温灸盒置于穴位处,在灸盒内均匀铺入艾绒或捏碎的艾段,约1cm厚。分多个点点燃,燃完为1壮,局部发烫时可左右移动,每次2~3壮,每日或隔日1次,10次为1个疗程。

（四）麦粒灸

1. 取穴 足三里穴、中脘穴。

2. 操作方法 施灸前可先在拟灸腧穴部位涂以少量的凡士林,便于艾炷黏附。然后将麦粒大小的艾炷置于腧穴上,从上端点燃施灸,当艾炷燃尽,易炷再灸,直至拟灸壮数灸完为止。

五、按语

1. 灸法对呃逆有很好的疗效,对于单纯性膈肌痉挛可即刻见效。对于反复发作的慢性、顽固性呃逆,应查明原发病并积极治疗。

2. 平时应避免冷空气的突然刺激,正气不足、脾胃虚寒的患者应少食寒凉食物,最好戒烟戒酒。

3. 灸法治疗本病,可通过抑制膈神经的异常放电,阻滞膈神经和迷走神经传入的反射通路,或改善呼吸状态,调节自主神经功能,以治疗呃逆。

第十七节 慢性腹泻

泄泻是以大便次数增多,便质稀溏或完谷不化,甚至如水样为主症的病证,也称"腹泻"。大便溏薄者称为"泄",大便如水注者称为"泻"。本病一年四季均可发生,但以夏秋两季多见。泄泻可见于西医学中功能性腹泻、急慢性肠炎、过敏性肠炎、溃疡性结肠炎、小肠吸收不良、肠易激综合征等多种疾病。

一、中医学对本病的认识

中医认为,本症的发生常与饮食不节、感受外邪、情志失调、脾胃虚弱、年老体弱、久病体虚等因素有关。本病病位在肠,与脾、胃、肝、肾等脏腑密切相关。基本病机是脾虚湿盛,肠道分清泌浊、传化功能失常,脾失健运是关键。

二、辨证分型

主症为大便次数增多,便质清稀或完谷不化,甚至如水样。

发病势急,病程短,大便次数多,小便减少,属急性泄泻,多为实证;起病势缓,病程长,便泻次数较少,属慢性泄泻,多为虚证,或虚实夹杂。

1. 寒湿内盛型　兼见大便清稀,水谷相杂,肠鸣胀痛,口不渴,身寒喜温,舌淡,苔白滑,脉迟。

2. 湿热下注型　兼见便色黄而臭,伴有黏液,肛门灼热,腹痛,心烦口渴,喜冷饮,小便短赤,舌红苔黄腻,脉濡数大。

3. 食滞胃肠型　兼见腹痛肠鸣,大便恶臭,泻后痛减,伴有未消化的食物,嗳腐吞酸,不思饮食,舌苔垢浊或厚腻,脉滑。

4. 脾胃虚弱型　兼见大便溏薄,完谷不化,反复发作,稍进油腻食物,则大便次数增多,面色萎黄,神疲,不思饮食,喜暖畏寒,舌淡苔白,脉濡缓无力。

5. 肝脾不和型　兼见胸胁胀闷,嗳气食少,每因抑郁恼怒或情绪紧张时发生腹痛泄泻,舌淡红,脉弦。

6. 肾阳虚衰型 兼见黎明之前,腹部隐痛,肠鸣即泻,泻后痛减,腹部畏寒,腰酸腿软,消瘦,面色黧黑,舌淡苔白,脉沉细。

三、灸法治疗

1. 治疗原则 运脾化湿,理肠止泻。以大肠募穴、背俞穴及下合穴为主。

2. 取穴 神阙、天枢、大肠俞、上巨虚、阴陵泉。

3. 辨证取穴 寒湿内盛型配关元、水分;湿热下注型配内庭、曲池;食滞胃肠型配中脘、建里;脾胃虚弱型配脾俞、胃俞;肝脾不和型配肝俞、太冲;肾阳虚衰型配肾俞、命门、关元。慢性泄泻配脾俞、足三里;久泻虚陷者配百会。

4. 操作方式 以艾条温和灸,每次施灸 15~20min。每日或隔日1次,10次为1个疗程。

四、其他灸法

(一) 隔药灸

1. 取穴 参照前文。

2. 操作方法 间隔物常用鲜生姜片、附片或附子饼。每次选4~6穴,以针将姜片或附片戳数小孔,贴于穴位,上置锥形艾炷,燃至局部灼烫后取下。每穴各灸3~5壮,每日1次,10次为1个疗程。

(二) 代温灸膏

1. 取穴 阿是穴。

2. 操作方法 膏药贴至痛处,每次3h,每日1次,10次为1个疗程。

(三) 温灸盒灸

1. 取穴 阿是穴。

2. 操作方法 以木制温灸盒置于穴位上,在灸盒内均匀铺入艾绒或捏碎的艾段,约1cm厚。分多个点点燃,燃完为1壮,局部发烫时可左右移动,每次2~3壮,每日或隔日1次,10次为1个疗程。

五、按语

1. 灸法治疗泄泻有显著疗效。若急性胃肠炎或溃疡性结肠炎等因腹泻频繁而出现脱水现象,应适当给予输液治疗。

2. 治疗期间应注意清淡饮食,忌食生冷、辛辣、油腻之品,注意饮食卫生。

3. 现代研究表明,灸法对消化系统有双性良性调节作用,可调整胃肠运动,影响肠液分泌,改善肠道血液循环,促进食物消化,并能增强网状内皮细胞的吞噬功能,减轻炎症渗出。

第十八节 大便不畅

便秘是以大便秘结不通,便质干燥、坚硬,排便周期或时间延长,常常数日一行,或虽有便意但排便不畅为主症的病证。可见于西医学的功能性便秘、肠易激综合征、药物性便秘以及内分泌及代谢性疾病、直肠及肛门疾病所致的便秘。

一、中医学对本病的认识

中医认为,本病的发生常与饮食不节、情志失调和年老体虚等因素有关。本病病位在大肠,与脾、胃、肺、肝、肾等脏腑有关。基本病机是脏腑功能失调,使肠腑壅塞不通或肠失滋润,大肠传导不利。

二、辨证分型

主症为大便秘结不通,排便艰涩难解。

1. 热邪壅盛型　兼见大便干结,腹胀,口干口臭,喜冷饮,舌红,苔黄或黄燥,脉滑数,也称热秘。

2. 气机郁滞型　兼见欲便不得,嗳气频作,腹中胀痛,纳食减少,胸胁痞满,舌苔薄腻,脉弦,也称气秘。

3. 气虚便秘　症见虽有便意,临厕努挣乏力,挣则汗出气短,便后疲乏,大便并不干硬,面色㿠白,神疲气怯,舌淡嫩苔薄,脉虚细,也称虚秘。

4. 阴虚便秘　症见大便秘结,头晕耳鸣,五心烦热,午后颧红,舌红苔少,脉细数,也称无水停舟。

5. 阳虚便秘　症见大便艰涩,排出困难,腹中冷痛,面色淡白,四肢不温,畏寒喜暖,小便清长,舌淡苔白,脉沉迟,也称冷秘。

三、灸法治疗

1. 治疗原则　调理肠胃,行滞通便。以大肠的背俞穴、募穴及下合穴为主。

2. 取穴　大肠俞、天枢、上巨虚、支沟、足三里。

3. 辨证取穴　热秘配合谷、内庭;气秘配中脘、太冲;气虚配脾俞、气海;阴虚配太溪、三阴交;冷秘配神阙、关元。

4. 操作方式　以艾条温和灸,每次施灸15~20min。每日或隔日1次,10次为1个疗程。

四、其他灸法

(一) 隔药灸

1. 取穴　参照前文。

2. 操作方法:间隔物常用鲜生姜片、附片或附子饼。每次选4~6穴,将姜片或附片以针戳数小孔,贴于穴位,上置锥形艾炷,燃至局部灼烫后取下。

每穴各灸3~5壮,每日1次,10次为1个疗程。

（二）雷火针灸

1.取穴　参照前文。

2.操作方法　在脐周穴位上施用雷火针灸至疼痛缓解为度。每日1~2次,10次为1个疗程。

（三）代温灸膏

1.取穴　同前。

2.操作方法　膏药贴至穴位处,每次3h,每日1次,10次为1个疗程。

（四）温灸盒灸

1.取穴　同前。

2.操作方法　以木制温灸盒置于穴位,在灸盒内均匀铺入艾绒或捏碎的艾段,约1cm厚。分多个点点燃,燃完为1壮,局部发烫时可左右移动,每次2~3壮,每日或隔日1次,10次为1个疗程。

五、按语

1.灸法对功能性便秘有较好疗效,如治疗多次而无效则须查明原因。

2.平时应坚持体育锻炼,多食蔬菜水果及粗纤维食物,养成定时排便习惯。

3.现代研究表明,灸法能使肠蠕动增强、直肠收缩加强,肛门括约肌松弛,还能促进大肠黏液的分泌,从而起到通便的作用。

第十九节　形体肥胖

肥胖是指明显超重与脂肪过厚而导致的一种状态。本节所指肥胖为原发性肥胖,排除其他疾病引起的肥胖。

一、中医学对本病的认识

《脾胃论》载:"脾胃俱旺,则能食而肥;脾胃俱虚,则不能食而瘦,或少食而肥,虽肥而四肢不举,盖脾实而邪气盛也。"若体态丰腴,面色红润,精神饱满,舌脉正常,查无疾病者,则不属肥胖范畴。若嗜食高粱厚味,导致脾失健运,痰浊内生,则肥胖乃作;脾主肌肉、四肢,若久坐少动,肢体缺少锻炼,也会导致脾不健运,从而肥胖。此外,熬夜、遗传、精神压力过大等也容易肥胖。

二、辨证分型

主症为体重超过标准体重的20%,或者体重指数≥27。

1. 脾肾两虚证　症见形体肥胖,兼见头晕目眩、腰膝酸软、精神不振、懒言身倦、面色苍白、皮肤不泽、唇甲不华、食少腹胀、大便稀溏、舌淡苔白、脉沉细弱。

2. 脾虚湿阻证　症见形体肥胖、胸脘痞闷、大腹便便、呕恶痰涎、倦怠乏力、颜面水肿、口中甜黏、舌苔白腻、脉沉滑。

3. 肝郁乘脾证　症见形体肥胖、胸胁胀满,时而作痛、烦躁易怒、嗳气吞酸,女性乳房胀痛、月经不调,口苦咽干、失眠多梦、双眼干涩等,舌红苔薄黄、脉弦数。

三、灸法治疗

治疗原则:调理脏腑,降脂减肥。

(一)脾肾两虚证

1. 取穴　足三里、阴陵泉、三阴交、关元、气海、天枢、中脘、内关。

2. 操作方式　以艾条温和灸,每次施灸15~20min。每日或隔日1次,10

次为1个疗程。

(二)脾虚湿阻证

1.取穴 中脘、天枢、气海、足三里、梁丘、丰隆、公孙、阴陵泉、内关。

2.操作方式 以艾条温和灸,每次施灸15~20min。每日或隔日1次,10次为1个疗程。

(三)肝郁乘脾证

1.取穴 足三里、天枢、期门、膻中、阳陵泉、太冲、合谷、支沟、血海。

2.操作方式 以艾条温和灸,每次施灸15~20min。每日或隔日1次,10次为1个疗程。

四、其他灸法

(一)代温灸膏

1.取穴 同前。

2.操作方法 膏药贴至穴位处,每次3h,每日1次,10次为1个疗程。

(二)温灸盒灸

1.取穴 同前。

2.操作方法 以木制温灸盒置于穴位处,在灸盒内均匀铺入艾绒或捏碎的艾段,约1cm厚。分多个点点燃,燃完为1壮,局部发烫时可左右移动,每次2~3壮,每日或隔日1次,10次为1个疗程。

五、按语

1.肥胖的诊断可以通过体重指数来判断。体重指数的计算公式是:体重(kg)/身高(m)^2,如果数值在18~23.9为正常;数值在24~26.9为超重;数值≥27为肥胖;数值<18为偏瘦。

2.指导患者改变不良的生活习惯,食物宜清淡,少食肥甘厚腻及煎炸之品;用餐须细嚼慢咽;限定食量,少吃零食。

3.忌过度睡眠;坚持适度的体力劳动和体育运动。

第二十节 头 痛

头痛是以患者自觉头部疼痛为主症的病证,可见于临床各科急疾病。西医学认为,头痛分为原发性和继发性两大类,原发性头痛包括偏头痛、紧张性头痛和丛集性头痛等,又称功能性头痛;继发性头痛是由于其他疾病所引起,如感染、高血压或颅内肿瘤导致的颅内压升高,头部外伤等所致的头痛,又称症状性头痛。

一、中医学对本病的认识

头痛的发生常与外感风邪,以及情志、饮食、体虚久病等因素有关。本病病位在头,与手、足三阳经和足厥阴肝经、督脉相关。基本病机是气血失和、经络不通或脑窍失养。

二、辨证分型

(一)经络辨证

1.阳明头痛 疼痛部位以前额部、眉棱骨部、鼻根部为主。

2.少阳头痛 疼痛部位在侧头部,多见于单侧。

3.太阳头痛 疼痛部位在后枕部,或下连于颈项部。

4.厥阴头痛 疼痛部位在巅顶部,或连于目系。

(二)辨外感内伤

1.外感头痛 发病较急,头痛连及项背,痛无休止,外感表证明显,为外感头痛。兼见恶风畏寒,口不渴,苔薄白,脉浮紧,为风寒头痛;头痛而胀,发热,口渴欲饮,小便黄,苔黄,脉浮数,为风热头痛;头痛如裹,肢体困重,苔白腻,脉濡,为风湿头痛。

2. 内伤头痛　头痛发病较缓,多伴头晕,痛势绵绵,时止时休,遇劳或情志刺激而发作、加重,为内伤头痛。兼见头胀痛,目眩,心烦易怒,面赤口苦,舌红,苔黄,脉弦数,为肝阳上亢;头痛兼头晕耳鸣,腰膝酸软,神疲乏力,滑精,舌红,苔少,脉细无力,为肾精不足;头部空痛兼头晕,神疲无力,面色不华,劳则加重,舌淡,脉细弱,为气血亏虚;头痛昏蒙,脘腹痞满,呕吐痰涎,苔白腻,脉滑,为痰浊上扰;头痛迁延日久,或头部有外伤史,痛处固定不移,痛如锥刺,舌黯,脉细涩,为瘀阻脑络。

三、灸法治疗

1. 治疗原则　疏调经脉,通络止痛。按部位局部选穴和远端循经选穴。

2. 取穴

(1) 阳明头痛　阿是穴、头维、印堂、阳白、合谷、内庭。

(2) 少阳头痛　阿是穴、风池、太阳、率谷、外关、足临泣。

(3) 太阳头痛　阿是穴、天柱、后顶、后溪、申脉。

(4) 厥阴头痛　阿是穴、百会、四神聪、内关、太冲。

(5) 全头痛　阿是穴、风池、百会、头维、率谷、太阳、合谷。

3. 辨证取穴　外感头痛:风寒头痛配风门、列缺;风热头痛配大椎、曲池;风湿头痛配偏历、阴陵泉。内伤头痛:肝阳上亢配太冲、侠溪、三阴交;肾精不足配肾俞、太溪、三阴交;气血亏虚配气海、足三里;痰浊上扰配中脘、丰隆;瘀阻脑络配血海、膈俞。

4. 操作方式　以艾条温和灸,每次施灸15~20min。每日或隔日1次,10次为1个疗程。

四、其他灸法

(一)隔姜灸

1.取穴 参照前文。

2.操作方法 以针将姜片戳数小孔,贴于穴位,上置锥形艾炷,燃至局部灼烫后取下。每穴各灸3~5壮,每日1次,10次为1个疗程。外感风寒证可选用此灸法。

(二)雷火针灸

1.取穴 参照前文。

2.操作方法 外感头痛可选用此灸法。每日1~2次,10次为1个疗程。

(三)代温灸膏

1.取穴 参照前文。

2.操作方法 膏药贴至穴位处,每次3h,每日1次,10次为1个疗程。

(四)温灸盒灸

1.取穴 参照前文。

2.操作方法 以木制温灸盒置于穴位处,在灸盒内均匀铺入艾绒或捏碎的艾段,约1cm厚。分多个点点燃,燃完为1壮,局部发烫时可左右移动,每次2~3壮,每日或隔日1次,10次为1个疗程。

(五)麦粒灸

1.取穴 阿是穴。

2.操作方法 施灸前可先在拟灸腧穴部位涂以少量凡士林,便于艾炷黏附。然后将麦粒大小的艾炷置于腧穴,从上端点燃施灸,当艾炷燃尽,易炷再灸,直至拟灸壮数灸完为止。

五、按语

1.灸法对功能性头痛有显著疗效,对某些继发性头痛也可减轻疼痛程度。

2.头痛原因复杂,要明确诊断,对于多次治疗无效,或头痛持续加重者,要考虑颅脑病变可能,查明原因,采取综合措施。

3.在治疗期间,应禁烟酒,适当参加体育锻炼,避免过劳和精神刺激,注意休息。

4.灸法可以调节神经系统的功能,激活内源性镇痛物质,从而起到镇痛作用。

第二十一节 眩　晕

眩晕是以自觉头晕眼花或视物旋转动摇为主症的病证,轻者发作短暂,平卧或闭目片刻即安;重者如乘舟车,旋转起伏不定,以致难于站立,或伴恶心、呕吐、自汗,甚至昏倒。眩晕常见于西医学的脑血管疾病、高血压、贫血、耳源性眩晕、颈椎病等疾病。

一、中医学对本病的认识

中医认为本病的发生常与忧郁恼怒、饮食不节、肾精不足、气血虚弱等因素有关。本病病位在脑,与肝、脾、肾相关。基本病机是风、火、痰、瘀扰乱清窍,或气血虚弱、髓海不足,清窍失养。

二、辨证分型

主症为头晕目眩,泛泛欲吐,甚则昏眩欲仆。

1. 肝阳上亢型 兼见急躁易怒,头目胀痛,耳鸣,口苦,舌红苔黄,脉弦。

2. 痰湿中阻型 兼见头蒙如裹,胸闷呕恶,神疲困倦,舌胖苔白腻,脉濡滑。

3. 肾精亏虚型 兼见耳鸣,腰膝酸软,遗精,舌淡,脉沉细,为肾精亏虚。

4. 气血不足型 兼见神疲乏力,心悸少寐,腹胀纳呆,面色淡白或萎黄,舌淡苔薄白,脉细。

三、灸法治疗

(一) 实证

1. 治疗原则 平肝潜阳,化痰定眩。以督脉、足少阳经及手足厥阴经穴为主。

2. 取穴 百会、风池、内关、太冲。

3. 辨证取穴 肝阳上亢配行间、侠溪、太溪;痰湿中阻配中脘、丰隆、阴陵泉。

4. 操作方式 以艾条温和灸,每次施灸 15~20min。每日或隔日 1 次,10 次为 1 个疗程。

(二) 虚证

1. 治疗原则 益气养血,补肾益精。以督脉、足少阳经及相应背俞穴为主。

2. 取穴 百会、风池、肝俞、肾俞、足三里。

3. 辨证取穴 肾精亏虚配志室、悬钟、三阴交;气血不足配气海、脾俞、胃俞。

4. 操作方式 以艾条温和灸,每次施灸 15~20min。每日或隔日 1 次,10 次为 1 个疗程。

四、其他治疗

(一)雷火针灸

1.取穴　参照前文。

2.操作方法　每日1~2次,10次为1个疗程。

(二)温灸盒灸

1.取穴　参照前文。

2.操作方法　以木制温灸盒置于所选穴位处,在灸盒内均匀铺入艾绒或捏碎的艾段,约1cm厚。分多个点点燃,燃完为1壮,局部发烫时可左右移动,每次2~3壮,每日或隔日1次,10次为1个疗程。

五、按语

1.灸法治疗眩晕具有较好的临床疗效,但应明确原发病。

2.眩晕发作时,嘱患者闭目或平卧,保持安静,如伴呕吐应防止呕吐物误入气管。

3.痰湿较重者,应以清淡食物为主,少食肥腻之品。

4.现代研究表明,灸法可以缓解长期劳损所致的肌肉紧张,减轻各种因素对交感神经的刺激,改善椎动脉的血流,从而达到平眩止晕的目的。

第二十二节　卒　　中

卒中俗称中风,是以突然晕倒、不省人事,伴口角歪斜、语言不利、半身不遂,或不经昏仆仅以口歪、半身不遂为主症的病证。中风多见于西医学的急性脑血管病,包括出血性(脑出血、蛛网膜下隙出血)和缺血性(脑血栓形成、脑栓塞)脑血管意外等。

一、中医学对本病的认识

中医认为,本病的发生与饮食不节、五志过极、年老体衰等因素有关,风、火、痰、瘀为主要病因。本病病位在脑,病变涉及心、肝、脾、肾等脏。基本病机是脏腑阴阳失调,气血逆乱,上扰清窍,窍闭神匿,神不导气。

二、辨证分型

(一) 中经络

主症为半身不遂,肌肤不仁,舌强言謇,口角歪斜。

1. 肝阳暴亢型　兼见面红目赤,眩晕头痛,心烦易怒,口苦咽干,便秘尿黄,舌红或绛,苔黄或燥,脉弦有力。

2. 风痰阻络型　兼见肢体麻木或手足拘急,头晕目眩,苔白腻或黄腻,脉弦滑。

3. 痰热腑实型　兼见口黏痰多,腹胀便秘,舌红,苔黄腻或灰黑,脉弦滑大。

4. 气虚血瘀型　兼见肢体软弱,偏身麻木,手足肿胀,面色淡白,气短乏力,心悸自汗,舌黯,苔白腻,脉细涩。

5. 阴虚风动型　兼见肢体麻木,心烦失眠,眩晕耳鸣,手足拘挛或蠕动,舌红,苔少,脉细数。

(二) 中脏腑

主症为突然昏仆,神志恍惚,嗜睡或昏迷,并见半身不遂、舌强语謇、口角歪斜。

1. 闭证　兼见神志迷蒙,牙关紧闭,两手握固,面赤气粗,喉中痰鸣,二便不通,脉弦滑而数。

2. 脱证　兼见目合口张,手撒溺遗,鼻鼾息微,二便失禁,四肢逆冷,脉细弱。

三、灸法治疗

(一) 中经络

1. 治疗原则 调神导气,疏通经络。以督脉、手厥阴及足太阴经穴为主。

2. 取穴 水沟、内关、三阴交、极泉、尺泽、委中。

3. 辨证取穴 肝阳暴亢型配太冲、太溪;风痰阻络型配丰隆、风池;痰热腑实型配曲池、内庭、丰隆;气虚血瘀型配足三里、气海;阴虚风动型配太溪、风池。

口角歪斜配颊车、地仓;上肢不遂配肩髃、手三里、合谷;下肢不遂配环跳、阳陵泉、阴陵泉、风市、足三里、解溪;头晕配风池、完骨、天柱;足内翻配丘墟、照海;便秘配天枢、丰隆、支沟;尿失禁、尿潴留配曲骨、关元。

4. 操作方式 以艾条温和灸,每次施灸15~20min。每日或隔日1次,10次为1个疗程。

(二) 中脏腑

1. 治疗原则 醒脑开窍,启闭固脱。以督脉穴和手厥阴经为主。

2. 取穴 水沟、百会、内关。

3. 辨证取穴 闭证配十二井穴、合谷、太冲;脱证配关元、气海、神阙。

4. 操作方式 以艾条温和灸,每次施灸15~20min。每日或隔日1次,10次为1个疗程。

四、其他治疗

(一) 代温灸膏

1. 取穴 同前。

2. 操作方法 膏药贴至穴位处,每次3h,每日1次,10次为1个疗程。

（二）雷火针灸

1. 取穴　参照前文。

2. 操作方法　每日 1~2 次，10 次为 1 个疗程。

（三）温灸盒灸

1. 取穴　参照前文。

2. 操作方法　以木制温灸盒置于穴位处，在灸盒内均匀铺入艾绒或捏碎的艾段，约 1cm 厚。取多个点点燃，燃完为 1 壮，局部发烫时可左右移动，每次 2~3 壮，每日或隔日 1 次，10 次为 1 个疗程。

五、按语

1. 对本病的治疗应注重灸法的早期干预，越早治疗效果越好。

2. 要积极预防卒中，控制高血压，采取低盐、低脂饮食。

3. 若经常出现头晕头痛、肢体麻木，偶有发作性语言不利、肢体痿软无力者，多为卒中先兆，可灸足三里、风市，以阻止疾病发展。

第二十三节　面　　瘫

面瘫是以口角歪斜、眼睑闭合不全为主的一种病证，即面神经麻痹。面瘫有中枢性面瘫和周围性面瘫两种，本节主要介绍周围性面瘫。本病即西医学的周围性面神经麻痹，最常见于贝尔麻痹。

一、中医学对本病的认识

手足三阳经均上头面部，劳作过度，机体正气不足，脉络空虚，外感风邪，乘虚入中面部经络，致使经气闭阻，筋脉失养而发生面瘫。

二、辨证分型

主症为本病多在睡眠醒来时急性发作,出现一侧面部肌肉板滞、麻木、瘫痪,额纹消失,眼裂变大,露睛流泪,鼻唇沟变浅,口角下垂歪向健侧,病侧不能皱眉、蹙额、闭目、露齿、鼓颊;部分患者初起时有耳后疼痛,还可出现舌前2/3味觉减退或消失、听觉过敏等症。

1. 风寒证　兼见发病时面部有受凉史,舌淡,苔薄白。

2. 风热证　常继发于感冒发热之后,舌红,苔薄黄。

3. 气血不足证　病程较长,可伴肢体倦怠无力,面色淡白,头晕。

三、灸法治疗

1. 治疗原则　活血通络、疏调经筋。以面颊局部和足阳明经腧穴为主。

2. 取穴　阳白、四白、颧髎、颊车、地仓、翳风、合谷。

3. 配穴　风寒证配伍风池,风热证配伍曲池,气血不足证配伍足三里。抬眉困难配攒竹、鱼腰;颏唇沟歪斜配水沟、口禾髎;鼻唇沟变浅配迎香。

4. 操作方式　以艾条温和灸,每次施灸15~20min。每日或隔日1次,10次为1个疗程。

四、其他灸法

(一) 温灸盒灸

1. 取穴　合谷穴。

2. 操作方法　以木制温灸盒置于穴位,在灸盒内均匀铺入艾绒或捏碎的艾段,约1cm厚。分多个点点燃,燃完为1壮,局部发烫时可左右移动,每次2~3壮,每日或隔日1次,10次为1个疗程。

五、按语

1. 灸法治疗本病疗效可靠。早期取穴宜少。

2. 本病的预后与面神经的损伤平面位置密切相关,位置越高预后越差。如果3~6个月不能恢复,则多有后遗症。

3. 部分患者可因瘫痪肌肉出现挛缩,出现板滞脸或面肌痉挛;有的口角反牵向患侧,形成"倒错"现象。

4. 治疗期间面部应避免吹风受寒,可戴口罩、眼罩防护,眼睑闭合不全者,每日可滴眼药水2~3次。

5. 灸法可改善自主神经功能,促进血液循环,有利于炎性水肿的吸收,减轻对面神经的压迫,促其功能恢复正常。

第二十四节 面肌痉挛

面肌痉挛是以阵发性不规则的一侧面部肌肉不自主抽搐为特点的病证。病多从眼轮匝肌开始,然后涉及整个面部。可因疲倦、精神紧张及自主运动等而加重。本病多在中年后发生,常见于女性。

一、中医学对本病的认识

本病属于中医学"面风""筋惕肉瞤"等范围。属于面部经筋出现筋急的病变。外邪阻滞经络,或邪郁化热、壅遏经脉,可使气血运行不畅,筋脉拘急而抽搐或阴虚血少、筋脉失养,导致虚风内动而抽搐。

二、辨证分型

主症为一侧面部肌肉阵发性抽搐,起初多为眼轮匝肌阵发性痉挛,逐渐扩散到一侧面部、眼睑和口角,痉挛范围不超过面神经支配区。少数患者在阵发性痉挛发作时,伴有面部轻微疼痛。疾病后期可出现肌无力、肌萎缩和肌瘫痪。

1. 风寒阻络型　兼见发病时面部有受凉史,舌淡,苔薄白。

2. 风热袭络型　常继发于面神经炎,舌红,苔薄黄。

3. 阴虚风动型　病程较长,阴虚血少、筋脉失养,伴肌无力、肌萎缩。

三、灸法治疗

1. 治疗原则　舒筋通络、熄风止搐。以面颊局部取穴为主。

2. 取穴　翳风、攒竹、太阳、颧髎、合谷、太冲。

3. 辨证取穴　风寒阻络型配风池祛风散寒;风热袭络型加曲池、内庭清热泻郁;虚风内动型配太溪、三阴交滋阴熄风。

4. 操作方式　以艾条温和灸,每次施灸15~20min。每日或隔日1次,10次为1个疗程。

四、其他灸法

(一) 隔药灸

1. 取穴　参照前文。

2. 操作方法　间隔物常用鲜生姜片、附片或附子饼。每次选4~6穴,以针将姜片或附片戳数小孔,贴于穴位,上置锥形艾炷,燃至局部灼烫后取下。每穴各灸3~5壮,每日1次,10次为1个疗程。

(二) 雷火针灸

1. 取穴　参照前文。

2. 操作方法　穴位施用雷火针灸至痉挛缓解为度。每日1~2次,10次为1个疗程。

（三）代温灸膏

1.取穴　参照前文。

2.操作方法　膏药贴至穴位处,每次3h,每日1次,10次为1个疗程。

（四）温灸盒灸

1.取穴　太阳、颧髎、合谷、太冲。

2.操作方法　以木制温灸盒置于穴位,在灸盒内均匀铺入艾绒或捏碎的艾段,约1cm厚。取多个点点燃,燃完为1壮,局部发烫时可左右移动,每次2~3壮,每日或隔日1次,10次为1个疗程。

五、按语

1.灸法治疗本病一般可缓解症状,减少发作次数及程度;对于病程较长而症状较重者疗效较差,但可作为辅助治疗。

2.患者应保持心情舒畅,防止精神紧张及急躁。

第二十五节　胸　　闷

胸闷是指自觉胸中堵塞不畅、满闷不舒的表现。又称胸痞、胸满、胸中痞满等。本症常见于现代医学的慢性支气管炎、冠状动脉粥样硬化性心脏病等疾病。

一、中医学对本病的认识

中医认为,本症多因寒邪内侵或外感风热未解,邪热入里或情志失调或心血瘀阻等导致胸部气血运行不畅。

二、辨证分型

1. 外感风寒型 除胸闷不舒外,兼见发热、恶寒、脉浮紧。

2. 邪热壅肺型 常有高热、烦渴、胸闷、喘急、舌红、苔黄,脉数有力。

3. 心血瘀阻型 胸闷,兼见胸骨后、左侧心尖区感觉闷胀而痛,舌有瘀斑。

4. 肝气郁滞型 胸闷,兼见胁痛,太息,头晕目眩,口苦,咽干,急躁易怒,妇女月经不调,脉弦细。

三、灸法治疗

1. 治疗原则 疏经通络、行气活血。以心包的募穴和局部腧穴为主。

2. 取穴 膻中、期门、中府。

3. 辨证取穴 外感风寒型配列缺、外关;邪热壅肺型配曲池、合谷;心血瘀阻型配心俞、膈俞;肝气郁滞型加太冲、支沟。

4. 操作方式 以艾条温和灸,每次施灸15~20min。每日或隔日1次,10次为1个疗程。

四、其他灸法

(一) 雷火针灸

1. 取穴 心血瘀阻型取穴(参照前文)。

2. 操作方法 穴位施用雷火针灸至胸闷缓解缓解为度。每日1~2次,10次为1个疗程。

(二) 代温灸膏

1. 取穴 参照前文。

2. 操作方法 膏药贴至穴位处,每次3h,每日1次,10次为1个疗程。

（三）温灸盒灸

1. 取穴 参照前文。

2. 操作方法 以木制温灸盒置于穴位,在灸盒内均匀铺入艾绒或捏碎的艾段,约1cm厚。取多个点点燃,燃完为1壮,局部发烫时可左右移动,每次2~3壮,每日或隔日1次,10次为1个疗程。

（四）麦粒灸

1. 取穴 心俞穴。

2. 操作方法 施灸前可先在拟灸腧穴部位涂以少量凡士林,便于艾炷黏附。然后将麦粒大小的艾炷置于腧穴,从上端点燃施灸,当艾炷燃尽,易炷再灸,直至拟灸壮数灸完为止。

五、按语

1. 本症在灸法治疗的同时,还可配合心理疗法,使患者精神放松,心情愉快。

2. 本病患者往往因情绪波动和精神刺激而反复发作加重,故应戒嗔怒,保持恬静乐观。

3. 病情严重时应进行综合治疗。

第二十六节 心 悸

心悸是以自觉心中悸动,惊惕不安,甚则不能自主为主症的病证。临床一般多呈发作性,常伴胸闷、气短、失眠、健忘、眩晕、耳鸣等症。本病可见于西医学的心血管神经症、心律失常、冠心病、风湿性心脏病、高血压性心脏病、肺源性心脏病,以及贫血、甲状腺功能亢进等疾病。

一、中医学对本病的认识

本病的发生常与体虚劳倦、情志所伤、感受外邪等有关。本病病位在心,与胆、脾、肾等关系密切。基本病机是心神失养或心神受扰。

二、辨证分型

主症为自觉心中悸动,时作时息,并有善惊易恐,坐卧不安,甚则不能自主。

1. 心虚胆怯型　兼见气短神疲,惊悸不安,舌淡,苔薄,脉细数。

2. 心脾两虚型　兼见头晕目眩,纳差乏力,失眠多梦,舌淡,脉细弱。

3. 阴虚火旺型　兼见心烦少寐,头晕目眩,耳鸣,腰酸,遗精,盗汗,舌红,脉细数。

4. 水气凌心型　兼见胸闷气短,形寒肢冷,下肢水肿,舌淡,脉沉细。

5. 心脉瘀阻型　兼见心痛时作,气短乏力,胸闷,舌黯,脉沉细或结代。

三、灸法治疗

1. 治疗原则　调理心气,安神定悸。以手厥阴、手少阴经穴及相应的俞、募穴为主。

2. 取穴　内关、郄门、神门、厥阴俞、膻中。

3. 辨证取穴　心虚胆怯型配心俞、胆俞;心脾两虚型配心俞、脾俞;阴虚火旺型配肾俞、太溪;水气凌心型配三焦俞、水分;心脉瘀阻型配心俞、膈俞。

4. 操作方式　以艾条温和灸,每次施灸15~20min。每日或隔日1次,10次为1个疗程。

四、其他灸法

（一）雷火针灸

1. 取穴　心脉瘀阻型取穴(参照前文)。

2. 操作方法　穴位施用雷火针灸至心悸缓解为度。每日1~2次,10次为1个疗程。

（二）代温灸膏

1. 取穴　参照前文。

2. 操作方法　膏药贴至穴位处,每次3h,每日1次,10次为1个疗程。

（三）温灸盒灸

1. 取穴　参照前文。

2. 操作方法　以木制温灸盒置于穴位,在灸盒内均匀铺入艾绒或捏碎的艾段,约1cm厚。取多个点点燃,燃完为1壮,局部发烫时可左右移动,每次2~3壮,每日或隔日1次,10次为1个疗程。

（四）麦粒灸

1. 取穴　心俞、厥阴俞。

2. 操作方法　施灸前可先在拟灸腧穴部位涂以少量凡士林,便于艾炷黏附。然后将麦粒大小的艾炷置于腧穴上,从上端点燃施灸,当艾炷燃尽,易炷再灸,直至拟灸壮数灸完为止。

五、按语

1. 心悸患者应保持精神乐观,情绪稳定,积极配合坚持治疗,坚定信心。应避免惊恐刺激及忧思恼怒等情绪。

2. 生活作息要有规律。饮食有节,宜进食营养丰富而易消化吸收的食物,宜低脂、低盐饮食,忌烟酒、浓茶。

3.轻症患者可适当从事体力活动,以不觉劳累、不加重症状为度,避免剧烈活动;重症患者应卧床休息,还应及早发现变证、坏病先兆,做好急救准备。

4.积极治疗胸痹心痛、痰饮、肺胀、喘证、瘿病及痹病等,对预防心悸发作具有重要意义。

第二十七节 咳 嗽

咳嗽是指肺失宣肃,肺气上逆,以发出咳声或咳吐痰液为主症的病证。"咳"指有声无痰;"嗽"指有痰无声,临床一般多声痰并见,故并称咳嗽。咳嗽可见于西医学的上呼吸道感染、急慢性支气管炎、支气管扩张、肺炎、肺结核等疾病。

一、中医学对本病的认识

中医学认为,根据发病原因,可分为外感、内伤两大类。外感咳嗽是外邪从口鼻皮毛而入,肺卫受邪;内伤咳嗽则为脏腑功能失常累及于肺所致。本病病位在肺,与肝、脾、肾关系密切。基本病机是肺失宣降。

二、辨证分型

(一)外感咳嗽

主症为咳嗽病程较短,起病急骤,或兼有表证。

1.外感风寒型 兼见咳嗽声重,咽喉作痒,咳痰色白、稀薄,头痛发热,鼻塞流涕,形寒无汗,肢体酸楚,苔薄白,脉浮紧。

2.外感风热型 咳嗽咳痰黏稠、色黄,身热头痛,汗出恶风,苔薄黄,脉浮数。

（二）内伤咳嗽

主症为咳嗽起病缓慢，病程较长，可兼脏腑功能失调症状。

1. 痰湿侵肺型　兼见咳嗽痰多、色白、黏稠，胸脘痞闷，神疲纳差，苔白腻，脉濡滑。

2. 肝火犯肺型　兼见气逆咳嗽，引胁作痛，痰少而黏，面赤咽干，苔黄少津，脉弦数。

3. 肺阴亏虚型　兼见干咳，咳声短，以午后黄昏为剧，少痰，或痰中带血，潮热盗汗，形体消瘦，两颊红赤，神疲乏力，舌红，少苔，脉细数。

三、灸法治疗

（一）外感咳嗽

1. 治疗原则　疏风解表，宣肺止咳。以手太阴、手阳明经穴为主。

2. 取穴　肺俞、列缺、合谷。

3. 辨证取穴　外感风寒型配风门；外感风热型配大椎、风池。

4. 操作方式　每穴每次施灸10~30min，以艾条在穴位上作悬灸或回旋灸，使局部皮肤潮红为度。每日1~2次，10次为1个疗程。

（二）内伤咳嗽

1. 治疗原则　肃肺理气，止咳化痰。以肺之背俞、募穴和原穴为主。

2. 取穴　肺俞、中府、太渊、三阴交。

3. 辨证取穴　痰湿侵肺型配阴陵泉、丰隆；肝火犯肺型配行间、鱼际；肺阴亏虚型配膏肓、太溪。胸痛配膻中，胁痛配阳陵泉，咽喉干痒配太溪，咯血配孔最，盗汗配阴郄，面肢水肿、小便不利配阴陵泉、中极，气短乏力配足三里、气海。

4. 操作方式　每穴每次施灸10~30min，以艾条在穴位上作悬灸或回旋灸，使局部皮肤潮红为度。每日1~2次，10次为1个疗程。

四、其他灸法

(一) 隔药灸

1. 取穴　参照前文。

2. 操作方法　外感风寒证可选用此灸法。以针将姜片戳数小孔,贴于穴位处,上置锥形艾炷,燃至局部灼烫后取下。每穴各灸3~5壮,每日1次,10次为1个疗程。

(二) 雷火针灸

1. 取穴　参照前文。

2. 操作方法　外感风寒证可选用此灸法。每日1~2次,10次为1个疗程。

(三) 代温灸膏

1. 取穴　参照前文。

2. 操作方法　膏药贴至穴位处,每次3h,每日1次,10次为1个疗程。

(四) 温灸盒灸

1. 取穴　参照前文。

2. 操作方法　以木制温灸盒置于穴位,在灸盒内均匀铺入艾绒或捏碎的艾段,约1cm厚。分多个点点燃,燃完为1壮,局部发烫时可左右移动,每次2~3壮,每日或隔日1次,10次为1个疗程。

五、按语

1. 咳嗽见于多种呼吸系统疾病,临证必须明确诊断,必要时配合药物治疗。

2. 治疗期间注意保暖、避风寒。

3. 现代研究表明,灸法可调节机体免疫功能,增强机体防御能力;改善肺功能,缓解支气管痉挛和黏膜水肿;调节炎症介质的分泌,减轻炎症反应。

第二十八节 鼻 渊

鼻渊是以鼻流腥臭浊涕、鼻塞、嗅觉减退为主症的一种病证,重者又称"脑漏"。鼻渊多见于西医学的急慢性鼻炎、急慢性鼻窦炎和鼻旁窦炎等疾病。

一、中医学对本病的认识

中医认为,本病常与外邪侵袭、胆腑郁热、脾胃湿热等因素有关。本病病位在鼻,肺开窍于鼻,足阳明胃经起于鼻,"胆移热于脑,则辛颎鼻渊"(《素问·气厥论》),故本病与肺、脾、胃、胆关系密切。基本病机是邪壅鼻窍。

二、辨证分型

主症为鼻流浊涕,色黄腥秽,鼻塞不闻香臭。

1. 肺经风热型 兼见病变初发,黄涕量多,或伴头痛,发热,咳嗽,舌红,苔黄,脉浮数。

2. 胆腑郁热型 兼见涕下黏稠如脓,鼻塞较重,伴头痛,口苦咽干,心烦易怒,小便赤黄,舌红,苔黄,脉弦数。

3. 湿热阻窍型 经久不愈,反复发作。兼见头昏,眉额胀痛,思绪分散,记忆衰退,舌红,苔腻,脉滑数。

三、灸法治疗

1. 治疗原则 清热宣肺,通利鼻窍。以局部选穴及手太阴、手阳明经穴为主。

2. 取穴 印堂、迎香、合谷、列缺、通天。

3. 辨证取穴　肺经风热型配尺泽、少商;胆腑郁热型配阳陵泉、侠溪;湿热阻窍型配曲池、阴陵泉。

4. 操作方式　每穴每次施灸10~30min,以艾条在穴位作悬灸或回旋灸,使局部皮肤潮红为度。每日1~2次,10次为1个疗程。

四、其他灸法

(一)穴位贴敷法

1. 取穴　肺俞、膏肓、肾俞、膻中、定喘。

2. 操作方法　用炒白芥子20g,甘遂15g,细辛15g,共为细末,用生姜汁调药粉成糊状,制成药饼如蚕豆大,上放少许丁桂散或麝香,敷于穴位,用胶布固定。贴30~90min后取掉,以局部红晕微痛为度。若起泡,消毒后挑破,保持局部干燥,防止感染。常在三伏天贴敷,即所谓"冬病夏治"。

(二)代温灸膏

1. 取穴　参照前文。

2. 操作方法　膏药贴至穴位处,每次3h,每日1次,10次为1个疗程。

(三)麦粒灸

1. 取穴　阿是穴。

2. 操作方法　施灸前可先在拟灸腧穴部位涂以少量凡士林,便于艾炷黏附。然后将麦粒大小的艾炷置于腧穴,从上端点燃施灸,当艾炷燃尽,易炷再灸,直至拟灸壮数灸完为止。本法多用于背部腧穴。面部腧穴禁用本法。

五、按语

灸法可较为迅速地改善鼻道的通气功能。平时应注意生活环境的干净清洁。

第二十九节 哮 喘

哮喘是以反复发作的呼吸急促,喉间哮鸣,甚则张口抬肩,不能平卧为主症的病证。"哮"以呼吸急促,喉间有哮鸣音为特征;"喘"以呼吸困难,甚则张口抬肩为特征。临床上哮必兼喘,喘未必兼哮。本病可发于任何年龄和季节,尤以寒冷季节和气候骤变时多发。哮喘可见于西医学的支气管哮喘、慢性喘息性支气管炎、肺炎、肺气肿、心源性哮喘等疾病。

一、中医学对本病的认识

中医认为,本病多为痰饮伏肺,由外邪侵袭、饮食不当、情志刺激、体虚劳倦等诱发。本病病位在肺,与肾、脾、心等密切相关。基本病机是痰饮阻塞气道,肺气宣降失常。发作期多表现为邪实证;缓解期多见虚象。

二、辨证分型

主症为呼吸急促,喉中哮鸣,甚则张口抬肩,鼻翼扇动,不能平卧。

1.实证 病程短,或当发作期,表现为哮喘声高气粗,呼吸深长有余,呼出为快,体质较强,脉象有力。

(1)风寒侵袭型 兼见喉中哮鸣如水鸡声,痰多,色白,稀薄或多泡沫,常伴风寒表证,苔薄白而滑,脉浮紧。

(2)痰热阻肺型 喉中痰鸣如吼,声高气粗,痰色黄或白,黏着稠厚,伴口渴,便秘,舌红,苔黄腻,脉滑数。

2.虚证 病程长,反复发作或当缓解期,表现为哮喘声低气怯,气息短促,深吸为快,体质虚弱,脉弱无力。

(1)肺气虚型 兼见喘促气短,动则加剧,喉中痰鸣,痰稀,神疲,汗出,舌淡,苔白,脉细弱者。

(2) 肾气虚型 气息短促,呼多吸少,动则喘甚,耳鸣,腰膝酸软,舌淡,苔薄白,脉沉细。

三、灸法治疗

(一)实证

1. 治疗原则 祛邪肃肺,化痰平喘。以手太阴经穴及相应背俞穴为主。

2. 取穴 列缺、尺泽、肺俞、中府、定喘。

3. 辨证取穴 风寒外袭型配风门、合谷;痰热阻肺型配丰隆、曲池。喘甚者配天突。

4. 操作方式 每穴每次施灸 10~30min,以艾条在穴位上作悬灸或回旋灸,使局部皮肤潮红为度。每日 1~2次,10次为1个疗程。

(二)虚证

1. 治疗原则 补益肺肾,止哮平喘。以相应背俞穴及手太阴、足少阴经穴为主。

2. 取穴 肺俞、膏肓、肾俞、太渊、太溪、足三里、定喘。

3. 辨证取穴 肺气虚型配气海、膻中;肾气虚型配太溪、关元。

4. 操作方式 每穴每次施灸 10~30min,以艾条在穴位上作悬灸或回旋灸,使局部皮肤潮红为度。每日 1~2次,10次为1个疗程。

四、其他灸法

(一)穴位贴敷法

1. 取穴 肺俞、膏肓、肾俞、膻中、定喘。

2. 操作方法 用炒白芥子20g,甘遂15g,细辛15g,共为细末,用生姜汁调药粉成糊状,制成药饼如蚕豆大,上放少许丁桂散或麝香,敷于穴位,用胶布固定。贴30~90min后取掉，以局部红晕微痛为度。若起泡，消毒后挑破，保持局部干燥，防止感染。一般常在"三伏天"贴敷，即所谓"冬病夏治"。

（二）代温灸膏

1. 取穴　参照前文。

2. 操作方法　膏药贴至穴位处，每次3h，每日1次，10次为1个疗程。

（三）温灸盒灸

1. 取穴　参照前文。

2. 操作方法　以木制温灸盒置于穴位，在灸盒内均匀铺入艾绒或捏碎的艾段，约1cm厚。分多个点点燃，燃完为1壮，局部发烫时可左右移动，每次2~3壮，每日或隔日1次，10次为1个疗程。

（四）麦粒灸

1. 取穴　肺俞、肾俞。

2. 操作方法　施灸前可先在拟灸腧穴部位涂以少量的凡士林，便于艾炷黏附。然后将麦粒大小的艾炷置于腧穴上，从上端点燃施灸，当艾炷燃尽，易炷再灸，直至拟灸壮数灸完为止。

五、按语

1. 灸法对缓解支气管哮喘发作症状有较好疗效。

2. 对发作严重或哮喘持续状态，应配合药物治疗。同时要注意对原发病的治疗。

3. 哮喘患者在季节交替、气候变化时应注意保暖。

4. 属过敏体质者，注意避免接触致敏原，忌食刺激性、易过敏食物。

5. 现代研究表明，灸法可缓解支气管平滑肌的痉挛，降低气道高反应性，改善患者肺通气功能；调节患者免疫功能，降低患者外周血嗜酸性粒细胞、IgE水平；减少腺体分泌，消除水肿等作用。

第三十节 月 经 紊 乱

月经紊乱是以月经的周期及经期、经色、经质、经量异常为主症的病证。本病主要包括月经先期(经早)、月经后期(经迟)、月经先后无定期(经乱)。本病多见于西医学的排卵型功能失调性子宫出血、盆腔炎性疾病等。

一、中医学对本病的认识

中医认为本病的发生常与感受寒邪、饮食伤脾或情志不畅等因素有关。病位在胞宫,与冲、任二脉及肾、脾、肝三脏关系密切。基本病机是冲任失调,脏腑功能失常,气血不和。

二、辨证分型

(一) 月经先期

主症为月经周期提前7天以上,甚至10余日一行,经期正常,连续2个月经周期以上者。

1. 实热证　兼见月经量多,色红或紫,质黏有块,伴面红口干,心胸烦热,小便短赤,大便干燥,舌红,苔黄,脉数。

2. 虚热证　兼见月经量少或量多,色红质稠,两颧潮红,手足心热,舌红,苔少,脉细数。

3. 气虚证　兼见月经量少或量多,色淡质稀,神疲肢倦,心悸气短,纳少便溏,舌淡,脉细弱。

(二) 月经后期

主症为月经周期推迟7日以上,甚至3~5个月一潮,经期正常,连续2个月经周期以上者。

1. 实寒证 兼见月经量少,色淡或暗有血块,小腹冷痛或胀痛,舌暗或胖,苔薄白,脉沉紧或弦滑。

2. 虚寒证 月经量少,色淡而质稀,腰酸乏力,小腹隐痛,舌淡苔白,脉沉迟。

（三）月经先后无定期

主症为月经周期或提前或错后1~2周,经期正常,并连续3个月经周期以上。

1. 肝郁证 兼见经量或多或少,色暗有块,胸胁、乳房、小腹作胀,喜太息,苔薄,脉弦。

2. 肾虚证 兼见经量少,色淡质稀,腰骶酸痛,舌淡,苔白,脉沉细弱。

3. 脾虚证 兼见经量多,色淡质稀,神疲乏力,纳少腹胀,舌淡,苔白,脉缓。

三、灸法治疗

（一）月经先期

1. 治疗原则 理气调血,固摄冲任。以任脉及足太阴经穴为主。

2. 取穴 关元、血海、三阴交、地机。

3. 辨证加减 实热证配曲池、太冲;虚热证配太溪;气虚证配足三里、气海、脾俞。月经过多配隐白。

4. 操作方式 每穴每次施灸10~30min,以艾条在穴位上方作悬灸或回旋灸,使局部皮肤潮红为度。每日1~2次,10次为1个疗程。

（二）月经后期

1. 治疗原则 益气和血,调畅冲任。以任脉及足太阴经穴为主。

2. 取穴 气海、三阴交、归来。

3. 辨证加减 实寒证配天枢、神阙、子宫;虚寒证配命门、关元。

4. 操作方式　每穴每次施灸10~30min,以艾条在穴位上方作悬灸或回旋灸,使局部皮肤潮红为度。每日1~2次,10次为1个疗程。

(三) 月经先后无定期

1. 治疗原则　调补肝肾,调理冲任,以任脉及足太阴经穴为主。

2. 取穴　关元、三阴交、肝俞。

3. 辨证加减　肝郁证配期门、太冲;肾虚证配肾俞、太溪;脾虚证配脾俞、足三里。胸胁胀痛配膻中、内关。

4. 操作方式　每穴每次施灸10~30min,以艾条在穴位上作悬灸或回旋灸,使局部皮肤潮红为度。每日1~2次,10次为1个疗程。

四、其他灸法

(一) 隔药灸

1. 取穴　参照前文。

2. 操作方法　间隔物常用鲜生姜片、附片或附子饼。月经后期实寒证可选用此灸法。以针将姜片或附片戳数小孔,贴于穴位,上置锥形艾炷,燃至局部灼烫后取下。每穴各灸3~5壮,每日1次,10次为1个疗程。

(二) 雷火针灸

1. 取穴　参照前文。

2. 操作方法　月经后期实寒证或虚寒证可选用此灸法。每日1~2次,10次为1个疗程。

(三) 代温灸膏

1. 取穴　参照前文。

2. 操作方法　月经后期实寒证可选用此灸法。膏药贴至痛处,每次3h,每日1次,10次为1个疗程。

（四）温灸盒灸

1. 取穴　参照前文。

2. 操作方法　以木制温灸盒置于穴位处,在灸盒内均匀铺入艾绒或捏碎的艾段,约1cm厚。分多个点点燃,燃完为1壮,局部发烫时可左右移动,每次2~3壮,每日或隔日1次,10次为1个疗程。

五、按语

1. 灸法对月经不调有较好的疗效,但首先要对器质性病变引起的月经不调加以鉴别,并及早做适当处理。

2. 灸法治疗一般多在经前5~7天开始,至月经来潮停止,连续治疗3个月为1个疗程。若经行时间不能掌握,可于月经干净之日起施灸,隔日1次,直到月经来潮时为止,连续治疗3~5个月。经期注意卫生,少进食生冷及刺激性饮食,避免精神刺激,适当减轻体力劳动强度。

第三十一节　痛　　经

痛经是指妇女在经期或经期前后发生周期性小腹疼痛或痛引腰骶,甚至剧痛难忍,或伴有恶心呕吐的病证。以青年女性为多见。西医学中,痛经可分为原发性和继发性痛经两类。原发性痛经见于未婚或未孕妇女;继发性痛经多见于子宫内膜异位症、急慢性盆腔炎、子宫颈口狭窄及阻塞等。

一、中医学对本病的认识

本病的发生常与受寒饮冷、情志不调、起居不慎、先天禀赋、久病体虚等因素有关。病位在胞宫,与冲、任二脉及肝、肾关系密切。基本病机:实证是冲任瘀阻,气血运行不畅,不通则痛;虚证为冲任虚损,胞宫、经脉失却濡养,不荣则痛。

二、辨证分型

(一)实证

主症为经前或行经期小腹剧烈疼痛,痛处拒按。

1.寒凝血瘀型　兼见小腹冷痛,可放射到股内侧及阴道和肛门,得热则舒,经血量少,色紫黯有血块,舌淡胖苔白,脉沉紧。

2.气滞血瘀型　小腹胀痛,可放射到胸胁、乳房,经行不畅,经色紫暗有血块,块下后痛减,舌紫暗或有瘀斑,脉沉弦或涩。

(二)虚证

主症为行经期或经后小腹或腰骶部绵绵隐痛,痛处喜按。

1.肾气亏损型　兼见腰骶部隐痛,经行量少、色淡红,伴头晕耳鸣,舌淡苔薄,脉沉细。

2.气血不足型　兼见小腹绵绵作痛,空坠不适,月经量少、色淡,伴神疲乏力,头晕眼花,心悸气短,舌淡苔薄,脉细弱。

三、灸法治疗

(一)实证

1.治疗原则　行气活血,调经止痛。以任脉、足太阴经穴为主。

2.取穴　中极、三阴交、地机、次髎、十七椎。

3.辨证取穴　寒凝血瘀型配关元、归来;气滞血瘀型配太冲、血海。

(二)虚证

1.治疗原则　调补气血,温养冲任。以任脉、足阳明、足太阴经穴为主。

2.取穴　十七椎、次髎、关元、足三里、三阴交。

3.辨证取穴　肾气亏损配太溪、肾俞;气血不足配气海、脾俞。

4. 操作方式 以艾条温和灸,每次施灸 15~20min。每日或隔日 1 次,10次为 1 个疗程。

四、其他治疗

(一)隔药灸

1. 取穴 参照前文。

2. 操作方法 间隔物常用鲜生姜片、附片或附子饼。以针将姜片或附片戳数小孔,贴于穴位,上置锥形艾炷,燃至局部灼烫后取下。每穴各灸 3~5 壮,每日 1 次,10 次为 1 个疗程。实证多用鲜生姜片,虚证多用附片或附子饼。

(二)雷火针灸

1. 取穴 参照前文。

2. 操作方法 每日 1~2 次,10 次为 1 个疗程。

(三)代温灸膏

1. 取穴 参照前文。

2. 操作方法 膏药贴至痛处,每次 3h,每日 1 次,10 次为 1 个疗程。

(四)温灸盒灸

1. 取穴 参照前文。

2. 操作方法 以木制温灸盒置于少腹部,在灸盒内均匀铺入艾绒或捏碎的艾段,约 1cm 厚。分多个点点燃,燃完为 1 壮,局部发烫时可左右移动,每次 2~3 壮,每日或隔日 1 次,10 次为 1 个疗程。

五、按语

研究证明,灸法治疗痛经与抑制子宫平滑肌痉挛,抑制前列腺素的释放,调节内分泌等有关。

第三十二节　乳　癖

乳癖是指女性乳房部出现慢性、良性、多发性肿块,以乳房肿块和胀痛为主症的病证,中医又称"乳痰""乳核"。可见于西医学的乳腺小叶增生、乳房囊性增生、乳房纤维瘤等。本病应注意与乳腺癌相鉴别。

一、中医学对本病的认识

中医认为,本病的发生多与情志内伤、忧思恼怒等因素有关,常见于中青年女性。本病病位在乳房,与胃、肝、脾三经关系密切。基本病机是气滞痰凝,冲任失调。

二、辨证分型

主症为单侧或双侧乳房发生单个或多个大小不等的肿块,增长缓慢,胀痛或压痛,表面光滑,边界清楚,推之可动,质地坚韧或呈囊性感。

1. 肝郁气滞型　兼见急躁易怒,经行不畅,舌红,苔薄黄,脉弦滑。

2. 痰浊凝结型　兼见乳房肿块胀痛,胸闷不舒,恶心欲呕,苔腻,脉滑。

3. 冲任失调型　乳房肿块和疼痛在月经前加重,腰酸乏力,月经失调,色淡量少,舌淡,脉沉细,为冲任失调。

三、灸法治疗

1. 治疗原则　理气化痰,调理冲任。以任脉、足阳明、足厥阴经穴为主。

2. 取穴　膻中、乳根、屋翳、期门、足三里、太冲。

3. 辨证取穴　肝郁气滞型配肝俞、内关;痰浊凝结型配丰隆、中脘;冲任失调型配关元、肝俞、肾俞。

4. 操作方式　以艾条温和灸,每次施灸15~20min。每日或隔日1次,10次为1个疗程。

四、其他灸法

(一)代温灸膏

1. 取穴　参照前文。

2. 操作方法　膏药贴至穴位处,每次3h,每日1次,10次为1个疗程。

(二)温灸盒灸

1. 取穴　同前。

2. 操作方法　以木制温灸盒置于穴位,在灸盒内均匀铺入艾绒或捏碎的艾段,约1cm厚。分多个点点燃,燃完为1壮,局部发烫时可左右移动,每次2~3壮,每日或隔日1次,10次为1个疗程。

五、按语

患者应心情舒畅,忌忧思恼怒。

第三十三节　面部雀斑

雀斑也叫"夏日斑",临床表现为皮肤有针尖至扁豆大小的黄褐色或暗褐色斑点,呈密集或散在状,边界明显。多发于颜面、颈部。常见于青春期少女。

一、中医学对本病的认识

中医认为,本病的主要原因是肝火郁结在经络血分,肾精亏损、水亏不能制火,污浊滞于肌肤,风邪外搏而产生斑点,气血凝滞而产生雀斑。

二、临床表现

轻者色浅较分散,如芝麻粒大;中度者斑有黄、黑、褐等色,集聚于鼻部,面部密度不大;重度雀斑,斑点大小不一,几乎盖满正常皮肤。

三、灸法治疗

1. 治疗原则　凉血活血,祛瘀消斑。

2. 取穴　迎香、印堂、神庭、巨髎、合谷、足三里、三阴交。

3. 操作方式　以艾条温和灸,每次施灸15~20min。每日或隔日1次,10次为1个疗程。

四、其他治疗

(一) 代温灸膏

1. 取穴　参照前文。

2. 操作方法　膏药贴至穴位处,每次3h,每日1次,10次为1个疗程。

(二) 温灸盒灸

1. 取穴　参照前文。

2. 操作方法　以木制温灸盒置于穴位处,在灸盒内均匀铺入艾绒或捏碎的艾段,约1cm厚。分多个点点燃,燃完为1壮,局部发烫时可左右移动,每次2~3壮,每日或隔日1次,10次为1个疗程。

五、按语

1. 在雀斑的治疗中必须从调整内分泌入手,从源头上预防雀斑生成。

2. 多吃新鲜水果和蔬菜,及时补充体内的水分,这样内外兼修才能达到祛斑的目的。

第三十四节 胁 痛

胁痛是以一侧或两侧胁肋部疼痛为主症的病证,又称胁肋痛、季肋痛或胁下痛。胁痛可见于西医学的肋间神经痛、急慢性肝炎、肝硬化、胆囊炎、胆石症、胆道蛔虫症、胸膜炎等疾病。

一、中医学对本病的认识

中医认为,本病发生多因情志不畅、跌仆损伤、饮食所伤、外感湿热、虚损久病等因素有关。肝脉布胁肋,足少阳经循胁里,过季胁,胁肋部为肝胆经络所过之处,故本病病位在肝胆,与脾、胃、肾有关。基本病机是肝胆经络不通或失养。

二、辨证分型

主症为胁肋疼痛。

1. 肝气郁结型　兼见疼痛以胀痛为主,痛无定处,常因情志波动而发作,伴情志不舒,胸闷气短,苔薄白,脉弦。

2. 肝胆湿热型　兼见恶心,呕吐,口苦,舌红,苔黄腻,脉弦滑数。

3. 气滞血瘀型　兼见胁痛如刺,痛处不移,舌质暗,脉沉涩。

4. 肝阴不足型　兼见胁痛绵绵,遇劳加重,头晕目眩,口干咽燥,舌红少苔,脉细。

三、灸法治疗

1. 治疗原则　疏肝理气,通络止痛。以足厥阴、手足少阳经穴为主。

2. 取穴　期门、太冲、支沟、阳陵泉。

3. 辨证取穴　肝气郁结型配内关、行间;肝胆湿热型配阴陵泉、行间;气滞血瘀型配膈俞、阳辅;肝阴不足型配肝俞、肾俞。肋间神经痛配相应夹脊穴、阿是穴。

4. 操作方式　以艾条温和灸,每次施灸15~20min。每日或隔日1次,10次为1个疗程。

四、其他灸法

(一) 雷火针灸

1. 取穴　气滞血瘀证取穴(参照前文)。

2. 操作方法　穴位施用雷火针灸至疼痛缓解为度。每日1~2次,10次为1个疗程。

(二) 代温灸膏

1. 取穴　参照前文。

2. 操作方法　膏药贴至穴位处,每次3h,每日1次,10次为1个疗程。

(三) 温灸盒灸

1. 取穴　同前。

2. 操作方法　以木制温灸盒置于穴位,在灸盒内均匀铺入艾绒或捏碎的艾段,约1cm厚。分多个点点燃,燃完为1壮,局部发烫时可左右移动,每次2~3壮,每日或隔日1次,10次为1个疗程。

五、按语

1. 灸法对胁痛有较好的效果,但由于胁痛可见于多种疾病,故疗效有异。

2. 原发性肋间神经痛、肋软骨炎、闪挫扭伤引起者,疗效较佳。对于急慢性肝炎、胆囊炎、胆结石、肝硬化、胸膜炎及其后遗症引起者也有较好的止痛效果,但仍需配合原发病的治疗。

3.患者心情宜舒畅,饮食宜清淡,忌肥甘厚腻。

4.现代研究表明,灸法可以调节奥狄括约肌的收缩和松弛,也可调节胆囊收缩素,促进胆囊收缩、胆汁分泌,以利排石。

第三十五节 良性前列腺增生

本病以尿频、尿急、排尿困难,甚则出现尿潴留为主要临床表现。常见于老年男性。由于我国国民平均寿命延长,本病的发病率亦随之增加。

一、中医学对本病的认识

本病归属于中医学"癃闭"范畴。其发生多因肾元亏虚,气血运行弛缓,瘀血内结所致;也可因饮食肥甘厚腻,酿湿生热,或肝郁气滞,湿热下注,阻塞尿道,而排尿不畅,甚至形成尿潴留。本病病位在下焦,与肾、膀胱、脾、肺关系密切,病机为肾虚血瘀,本虚标实。

二、辨证分型

主症为尿频、尿急、排尿不畅、小便淋漓不尽、夜尿频繁,甚至尿潴留。

1.膀胱湿热型 兼见小便点滴不通,或量少灼热,小腹胀满,口苦口黏,或大便不畅,舌红苔黄腻,脉数者。

2.肾气不足型 兼见小便淋漓不爽,排出无力,甚则点滴不通,面色㿠白,神怯气弱,腰膝酸软,舌质淡,脉沉细者。

3.阴虚火旺型 兼见时欲小便不得溺,咽干,心烦,手足心热,舌红少苔,脉细数者。

三、灸法治疗

1. 治疗原则　清热利水,益肾固本,利尿通淋。取任脉和肺、脾、肾经穴为主。

2. 取穴　气海、中极、秩边、水道、三阴交、列缺。

3. 辨证取穴　肾气不足型配三焦俞、肾俞;膀胱湿热型配阴陵泉、委阳;阴虚火旺型配涌泉。

4. 操作方式　以艾条温和灸,每次施灸15~20min。每日或隔日1次,10次为1个疗程。

四、其他灸法

(一) 代温灸膏

1. 取穴　参照前文。

2. 操作方法　膏药贴至穴位处,每次3h,每日1次,10次为1个疗程。

(二) 温灸盒灸

1. 取穴　同前。

2. 操作方法　以木制温灸盒置于穴位,在灸盒内均匀铺入艾绒或捏碎的艾段,约1cm厚。分多个点点燃,燃完为1壮,局部发烫时可左右移动,每次2~3壮,每日或隔日1次,10次为1个疗程。

五、按语

1. 研究表明,对于功能性梗阻患者,灸法可缓解前列腺尿道部平滑肌痉挛,从而降低尿道机械阻力,改善膀胱出口梗阻症状。

2. 灸法可以调节性激素代谢,有效抑制前列腺组织增生。

<h1 style="text-align:center">第三十六节 近 视</h1>

近视是以视近物清晰,视远物模糊为主症的眼病,古称"能近怯远症"。西医学中调节性近视、功能性(假性)近视和器质性(真性)近视可参照本病治疗。

一、中医学对本病的认识

中医认为,本病的发生常与禀赋不足、劳心伤神和用眼习惯不良有关。本病病位在眼,肝经"连目系",心经"系目系",肾为先天之本,脾为气血生化之源,故本病与心、肝、脾、肾关系密切。基本病机是目络瘀阻,目失所养。

二、辨证分型

主症为视近物正常,视远物模糊不清。

1.肝肾不足型 兼见失眠健忘,腰酸,目干涩,舌红,脉细。

2.心脾两虚型 兼见神疲乏力,纳呆便溏,头晕心悸,面色不华或白,舌淡,脉细。

三、灸法治疗

1.治疗原则 通络活血,养肝明目。以局部选穴及足太阳、手足少阳经穴为主。

2.取穴 风池、承泣、睛明、太阳、光明、养老。

3.辨证取穴 肝肾不足型配肝俞、肾俞、太溪、照海;心脾两虚型配心俞、脾俞、神门、足三里。

4.操作方式 以艾条温和灸,每次施灸15~20min。每日或隔日1次,10

次为1个疗程。

四、其他灸法

(一)代温灸膏

1. 取穴　参照前文。

2. 操作方法　膏药贴至穴位处,每次3h,每日1次,10次为1个疗程。

(二)温灸盒灸

1. 取穴　同前。

2. 操作方法　以木制温灸盒置于穴位,在灸盒内均匀铺入艾绒或捏碎的艾段,约1cm厚。分多个点点燃,燃完为1壮,局部发烫时可左右移动,每次2~3壮,每日或隔日1次,10次为1个疗程。

五、按语

1. 灸法治疗本病有一定效果,尤以功能性近视为佳。

2. 如因先天异常所致则非艾灸所宜。

3. 要注重科学用眼,注意家庭照明及用眼卫生,坚持做眼保健操。

第三十七节　耳鸣耳聋

耳鸣以耳内鸣响,如蝉如潮,妨碍听觉为主症;耳聋以听力不同程度减退或失听为主症,轻者称"重听"。临床上耳鸣、耳聋既可单独出现,亦可先后发生或同时并见。耳鸣、耳聋可见于西医学的多种疾病,包括耳科疾病、脑血管病等。

一、中医学对本病的认识

中医认为,本病常与外感风邪、肝胆火旺、肾精亏虚等因素有关。本病病位在耳,与肝、胆、肾关系密切。实证多因外感风邪或肝胆郁火循经上扰清窍;虚证多因肾精亏虚,耳窍失养。基本病机是邪扰耳窍或耳窍失养。

二、辨证分型

主症为耳鸣、耳聋。

1. 外感风邪型　继发于感冒,猝发耳鸣、耳聋、耳闷胀,伴头痛恶风,发热口干,舌质红,苔薄白或薄黄,脉浮数。

2. 肝胆火旺型　耳鸣、耳聋每于郁怒之后突发或加重,兼有耳胀、耳痛,伴头痛面赤,口苦咽干,心烦易怒,大便秘结,舌红,苔黄,脉弦数。

3. 肾精亏虚型　久病耳聋或耳鸣时作时止,声细调低,按之鸣声减弱,劳累后加剧,伴头晕、腰酸、遗精,舌红,苔少,脉细。

三、灸法治疗

(一) 实证

1. 治疗原则　疏风泻火,通络开窍。以局部穴位及手足少阳经穴为主。

2. 取穴　听会、翳风、中渚、侠溪。

3. 辨证取穴　外感风邪型配风池、外关;肝胆火旺型配行间、丘墟。

4. 操作方式　以艾条温和灸,每次施灸15~20min。每日或隔日1次,10次为1个疗程。

(二) 虚证

1. 治疗原则　补肾养窍。以局部选穴及足少阴经穴为主。

2. 取穴　听宫、翳风、太溪、肾俞。

3. 操作方式　以艾条温和灸,每次施灸15~20min。每日或隔日1次,10次为1个疗程。

四、其他灸法

(一) 代温灸膏

1. 取穴　参照前文。

2. 操作方法　膏药贴至穴位处,每次3h,每日1次,10次为1个疗程。

(二) 温灸盒灸

1. 取穴　同前。

2. 操作方法　以木制温灸盒置于穴位,在灸盒内均匀铺入艾绒或捏碎的艾段,约1cm厚。分多个点点燃,燃完为1壮,局部发烫时可左右移动,每次2~3壮,每日或隔日1次,10次为1个疗程。

(三) 麦粒灸

1. 取穴　阳陵泉穴。

2. 操作方法　施灸前可先在拟灸腧穴部位涂以少量的凡士林,便于艾炷黏附。然后将麦粒大小的艾炷置于腧穴,从上端点燃施灸,当艾炷燃尽,易炷再灸,直至拟灸壮数灸完为止。

五、按语

1. 耳鸣、耳聋的发生原因很多,灸法对神经性耳鸣、耳聋效果较好。

2. 耳鸣耳聋宜尽早诊治。

第三十八节　小儿遗尿

遗尿是指5周岁以上儿童,在睡中小便自遗,醒后方觉的一种病证。西医学中,遗尿多见于神经系统发育尚未成熟者,也可见于泌尿系统异常、感染等患者。偶因疲劳或睡前多饮而遗尿者,不作病态处理。

一、中医学对本病的认识

中医认为,本病与禀赋不足、久病体虚、排尿习惯不良等因素有关。本病病位在膀胱,与任脉及肾、肺、脾、肝关系密切。基本病机是肾的气化功能失调,膀胱约束无权。另外,肝经热郁化火,也可迫注膀胱而致遗尿。

二、辨证分型

主症为睡中小便自遗,醒后方觉,数夜或每夜一次,甚至一夜数次。

1. 肾气不足型　兼神疲乏力,面色苍白,肢凉怕冷,白天小便亦多,舌淡,苔薄白,脉沉细无力。

2. 脾肺气虚型　兼疲劳后遗尿加重,少气懒言,食欲不振,大便溏薄,自汗出,舌淡,苔薄,脉细无力。

3. 肝经郁热型　兼量少、色黄、味臊,性情急躁,面赤唇红,或夜间齿龄,舌红,苔黄,脉弦滑数。

三、灸法治疗

1. 治疗原则　调理膀胱,固本止遗。以任脉穴及膀胱的背俞穴、募穴为主。

2. 取穴　关元、中极、膀胱俞、肾俞、三阴交。

3. 辨证取穴　肾气不足型配命门、太溪;脾肺气虚型配肺俞、气海、足三里;肝经郁热型配蠡沟、太冲。夜梦多配百会、神门。

4. 操作方式　以艾条温和灸,每次施灸15~20min。每日或隔日1次,10次为1个疗程。

四、其他灸法

(一) 代温灸膏

1. 取穴　参照前文。

2. 操作方法　膏药贴至穴位处,每次3h,每日1次,10次为1个疗程。

(二) 温灸盒灸

1. 取穴　同前。

2. 操作方法　以木制温灸盒置于穴位,在灸盒内均匀铺入艾绒或捏碎的艾段,约1cm厚。分多个点点燃,燃完为1壮,局部发烫时可左右移动,每次2~3壮,每日或隔日1次,10次为1个疗程。

五、按语

1. 本病可选择在下午或临睡前治疗。

2. 消除患儿心理负担和紧张情绪,培养小儿按时排尿、睡前排尿的习惯。

3. 晚间适当控制进水量,避免过度疲劳。

第三十九节　小儿食积

小儿食积是指小儿因内伤乳食,脾胃受损所致的以不思饮食、食而不化、腹部胀满、大便不调为主症的病证。西医学中,小儿食积多见于胃肠消化不良等疾病中。

一、中医学对本病的认识

中医认为,本病的发生常与素体虚弱、饮食不节、喂养不当等因素有关。本病病位在脾胃。基本病机是脾胃运化失调,气机升降失常。

二、辨证分型

主症为不思饮食,胃脘胀满或疼痛,呕吐酸馊乳食,大便酸臭,或溏薄或秘结。

1.乳食内积型　兼见腹痛胀满拒按,烦躁多啼,夜卧不安,小便短黄如米泔,低热,手足心热,舌红,苔白厚或黄腻,脉滑数,指纹紫滞。

2.脾胃虚弱型　兼见面色萎黄,形体较瘦,困倦乏力,夜卧不安,腹满喜按,大便稀溏,夹有乳食残渣,唇舌淡红,苔白腻,脉细滑。

三、灸法治疗

1.治疗原则　健脾和胃,消食化积。以胃、大肠的募穴、下合穴为主。

2.取穴　中脘、天枢、足三里、上巨虚。

3.辨证取穴　乳食内积型配梁门、建里;脾胃虚弱型配脾俞、胃俞。呕吐配内关。

4.操作方式　以艾条温和灸,每次施灸15~20min。每日或隔日1次,10次为1个疗程。

四、其他灸法

(一) 代温灸膏

1.取穴　参照前文。

2.操作方法　膏药贴至穴位处,每次3h,每日1次,10次为1个疗程。

(二) 温灸盒灸

1.取穴　同前。

2.操作方法　以木制温灸盒置于穴位,在灸盒内均匀铺入艾绒或捏碎的艾段,约1cm厚。分多个点点燃,燃完为1壮,局部发烫时可左右移动,每次2~3壮,每日或隔日1次,10次为1个疗程。

五、按语

1. 饮食调节是预防本病发生的重要环节,故小儿饮食须定时定量,应选择新鲜、清洁、易消化、富有营养的食物,不宜过饱过饥、偏食,勿过食肥甘油腻、生冷食品。

2. 要掌握小儿的饮食规律,随小儿年龄的增长,逐步增加摄入与小儿生长相适应的食物。

第四十节 小儿疳积

小儿疳积是以面黄肌瘦、毛发稀疏、腹部膨隆、精神委靡为主症的病证。可由多种慢性疾患引起,一般多见于5岁以下的婴幼儿。疳证多见于西医学中小儿严重营养不良、佝偻病以及慢性腹泻、肠道寄生虫病等。

一、中医学对本病的认识

中医认为,本病的发生常与喂养不当、病后失调、禀赋不足、感染虫疾等因素有关。本病病位主要在脾胃,可涉及心、肝、肺、肾。基本病机是脾胃受损,气血津液亏耗。

二、辨证分型

主症为精神疲惫,形体羸瘦,面色萎黄,毛发稀疏或干枯。

1. 疳气(脾胃失和) 兼见大便干稀不调,性急易怒,不思饮食,唇舌色淡,脉细无力。

2. 疳积(脾胃虚损或虫毒为患) 食欲不振或嗜食无度或喜食异物,肚腹鼓胀,甚则青筋暴露,时有腹痛,睡中磨牙,舌淡,脉细弦。

3.干疳(重症疳积) 形体极度消瘦,皮肤干瘪,大肉已脱,毛发干枯,啼哭无力,腹凹如舟,舌淡嫩,苔少,脉细弱。

三、灸法治疗

1. 治疗原则 健脾益胃,化滞消疳。以胃之募穴、下合穴为主。

2. 取穴 中脘、足三里、四缝。

3. 辨证取穴 疳气配太冲、章门、胃俞;疳积配天枢、下脘、三阴交;干疳配神阙、气海、膏肓。大便下虫配百虫窝。

4. 操作方式 以艾条温和灸,每次施灸15~20min。每日或隔日1次,10次为1个疗程。配合三棱针点刺四缝穴(具体操作是:四缝穴常规消毒后,用三棱针迅速点刺,出针后轻轻挤出淡黄色或血色液体,并用无菌干棉球擦干,一般不留针)。

四、其他灸法

(一)代温灸膏

1. 取穴 同前。

2. 操作方法 膏药贴至穴位处,每次3h,每日1次,10次为1个疗程。

(二)温灸盒灸

1. 取穴 同前。

2. 操作方法 以木制温灸盒置于穴位,在灸盒内均匀铺入艾绒或捏碎的艾段,约1cm厚。分多个点点燃,燃完为1壮,局部发烫时可左右移动,每次2~3壮,每日或隔日1次,10次为1个疗程。

五、按语

提倡母乳喂养,乳食须定时定量,不宜过饱,勿过食肥甘油腻、生冷食物。

第四十一节　小儿多动症

小儿多动症指小儿智力正常或接近正常,有不同程度的学习困难、自我控制能力弱、活动过多、注意力不集中、情绪不稳定和行为异常等症状,又称注意力缺陷多动障碍,与多种生物、心理及社会因素等有关。近半数患者在4岁以前起病,男孩多于女孩。

一、中医学对本病的认识

中医学认为,注意力缺陷多动障碍的发生常与先天禀赋不足、后天护养不当、外伤或情志失调等因素有关。本病病位在心、脑,与肝、脾、肾关系密切。基本病机是心神失养或元神受扰。

二、辨证分型

主症为注意力不集中、活动过多及冲动任性,伴有不同程度的学习困难并持续6个月以上,智力接近正常或完全正常。

1. 肝肾阴虚型　兼见遗尿、腰酸乏力,或五心烦热、盗汗、大便秘结,舌质红苔薄,脉细弦。

2. 心脾两虚型　兼见神思涣散,神疲乏力,形体消瘦或虚胖,多动而不暴躁,言语冒失,睡眠不实,伴偏食纳少,面色无华,舌质淡,苔薄白,脉虚弱。

3. 痰火内扰型　兼见烦躁不宁,胸中烦热,失眠,纳少口苦,便秘尿赤,舌质红,苔黄腻,脉滑数。

三、灸法治疗

1. 治疗原则　健脑益智,安神定志。以督脉及手少阴、手足厥阴经穴为主。

2. 取穴　百会、印堂、风池、太冲、神门、内关。

3. 辨证取穴　肝肾阴虚型配太溪、三阴交;心脾两虚型配心俞、脾俞;痰火内扰型配丰隆、劳宫。烦躁不安配照海、神庭;记忆力差配悬钟;盗汗配阴郄、复溜;纳少配中脘、足三里;遗尿配中极、膀胱俞。

4. 操作方式　以艾条温和灸,每次施灸 15~20min。每日或隔日 1 次,10 次为 1 个疗程。

四、其他灸法

(一) 代温灸膏

1. 取穴　参照前文。

2. 操作方法　膏药贴至穴位处,每次 3h,每日 1 次,10 次为 1 个疗程。

(二) 温灸盒灸

1. 取穴　同前。

2. 操作方法　以木制温灸盒置于穴位,在灸盒内均匀铺入艾绒或捏碎的艾段,约 1cm 厚。分多个点点燃,燃完为 1 壮,局部发烫时可左右移动,每次 2~3 壮,每日或隔日 1 次,10 次为 1 个疗程。

五、按语

加强教育与疏导,给予必要的心理治疗,配合行为纠正,培养患儿养成良好的生活习惯。

第四十二节　放、化疗后不适症

放、化疗后,人体免疫力明显减低,可有呕吐,食欲不振等临床表现。这是因为放、化疗对肾气与脾胃等造成损伤,导致气血生化无源。灸法可减少放、化疗后白细胞的减少,提高人体免疫力,改善不良反应。

一、灸法治疗

1. 治疗原则　健脾益肾,扶正祛邪。

2. 取穴　肾俞、足三里、中脘。

3. 操作方式　以艾条温和灸,每次施灸15~20min。每日或隔日1次,10次为1个疗程。

二、其他灸法

(一) 代温灸膏

1. 取穴　参照前文。

2. 操作方法　膏药贴至穴位处,每次3h,每日1次,10次为1个疗程。

(二) 温灸盒灸

1. 取穴　同前。

2. 操作方法　以木制温灸盒置于穴位,在灸盒内均匀铺入艾绒或捏碎的艾段,约1cm厚。分多个点点燃,燃完为1壮,局部发烫时可左右移动,每次2~3壮,每日或隔日1次,10次为1个疗程。

(三) 麦粒灸

1. 取穴　对应背俞穴。

2. 操作方法　施灸前可先在拟灸腧穴部位涂以少量凡士林,便于艾炷黏附。然后将麦粒大小的艾炷置于腧穴,从上端点燃施灸,当艾炷燃尽,易炷再灸,直至拟灸壮数灸完为止。

第四十三节 考前紧张综合征

考前紧张综合征是指在考试过程前由于精神紧张出现的神经、消化、心血管等系统的一系列症状。

一、中医学对本病的认识

本病隶属于中医学心悸、不寐、晕厥等范畴。病因病机为七情内伤,情志偏胜,喜怒忧思太过,从而引起脏腑功能失调。

二、临床表现

心悸,不寐,腹痛腹泻,气急,烦躁,记忆力下降,书写困难,视力模糊,尿频尿急,甚则晕厥等。

三、灸法治疗

1. 治疗原则　补益心脾,疏肝理气。

2. 取穴　百会、四神聪、神门、内关、三阴交、足三里。

3. 操作方式　以艾条温和灸,每次施灸15~20min。每日或隔日1次,10次为1个疗程。

四、其他灸法

(一) 代温灸膏

1. 取穴　参照前文。

2.操作方法　膏药贴至穴位处,每次3h,每日1次,10次为1个疗程。

(二) 温灸盒灸

1.取穴　同前。

2.操作方法　以木制温灸盒置于穴位,在灸盒内均匀铺入艾绒或捏碎的艾段,约1cm厚。分多个点点燃,燃完为1壮,局部发烫时可左右移动,每次2~3壮,每日或隔日1次,10次为1个疗程。

五、按语

本证由精神紧张引起,可配合心理疏导。

第四十四节　慢性疲劳综合征

慢性疲劳综合征是以长期疲劳为突出表现,同时伴有低热、头痛、肌肉关节疼痛、失眠和多种精神症状的一组症候群,体检和常规实验室检查一般无异常发现。西医学对本病的确切发生机制尚不清楚,认为是精神压力、不良生活习惯、脑和体力过度劳累及病毒感染等多种因素,导致人体神经、内分泌、免疫等多系统的功能调节失常而致。

一、中医学对本病的认识

本病属于中医学"虚劳""五劳"等范畴。其发病常与劳役过度、饮食起居失常、情志内伤等因素有关,与肝、脾、肾等关系密切。各种因素导致五脏气血阴阳失调是本病发生的基本病机。

二、辨证分型

主症为原因不明的持续或反复发作的严重疲劳,并且持续半年以上,充分休息后疲劳不能缓解,活动水平较健康时下降50%以上。

1. 肝气郁结型　每因情绪波动疲劳加重,活动后减轻,胁腹胀痛,舌红,苔薄,脉弦。

2. 脾气虚弱型　兼神疲乏力,劳则加重,纳呆懒言,面色萎黄,舌淡,苔薄,脉细弱。

3. 心肾不交型　兼心烦少寐,头晕耳鸣,腰膝酸软,舌红,苔少或无苔,脉细数。

三、灸法治疗

1. 治疗原则　疏肝健脾,益肾养神。以督脉、任脉及背俞穴为主。

2. 取穴　百会、关元、肾俞、足三里、三阴交、太冲。

3. 辨证取穴　肝气郁结型配期门、膻中;脾气虚弱型配脾俞;心肾不交型配神门、太溪。失眠、心悸配内关、照海;健忘配印堂、水沟;头晕、注意力不集中配四神聪、悬钟。

4. 操作方式　以艾条温和灸,每次施灸15~20min。每日或隔日1次,10次为1个疗程。

四、其他灸法

(一) 代温灸膏

1. 取穴　参照前文。

2. 操作方法　膏药贴至穴位处,每次3h,每日1次,10次为1个疗程。

(二) 温灸盒灸

1. 取穴　同前。

2. 操作方法　以木制温灸盒置于穴位,在灸盒内均匀铺入艾绒或捏碎的艾段,约1cm厚。分多个点点燃,燃完为1壮,局部发烫时可左右移动,每次2~3壮,每日或隔日1次,10次为1个疗程。

五、按语

保持情绪乐观,避免精神刺激,劳逸结合。多吃新鲜蔬菜,适量增加活动对本病有帮助。

第四十五节　更年期综合征

更年期综合征是指由雌激素水平下降而引起的一系列全身性症状,包括:月经变化、面色潮红、心悸、失眠、乏力、抑郁、多虑、情绪不稳、易激动、注意力难以集中等,相当于西医学的围绝经期综合征。

一、中医学对本病的认识

中医认为,更年期综合征属"脏燥""郁症"范畴,主要是由于肝气郁结,气机不畅;天癸渐衰,阴阳不相平衡所致,因此,调理以补肝肾为主。

二、辨证分型

面色潮红、心悸、失眠、乏力、抑郁、多虑、情绪不稳、易激动、注意力难以集中,月经紊乱。

三、灸法治疗

1.治疗原则　补益肝肾。

2.取穴　涌泉、太溪、三阴交、神阙、肾俞、期门。

3.操作方式　以艾条温和灸,每次施灸15~20min。每日或隔日1次,10次为1个疗程。

四、其他灸法

(一)代温灸膏

1. 取穴 参照前文。

2. 操作方法 膏药贴至穴位处,每次3h,每日1次,10次为1个疗程。

(二)温灸盒灸

1. 取穴 同前。

2. 操作方法 以木制温灸盒置于穴位,在灸盒内均匀铺入艾绒或捏碎的艾段,约1cm厚。分多个点点燃,燃完为1壮,局部发烫时可左右移动,每次2~3壮,每日或隔日1次,10次为1个疗程。

五、按语

1. 合理调节饮食,加强体育锻炼,坚持有规律的生活方式有助于安稳地渡过更年期。

2. 保持乐观情绪和年轻的心态,热爱生活,参加一些力所能及的文娱和社会活动。

第四十六节 干 眼 症

干眼症,也称结膜干燥症,是多种疾病的总称,由多种原因导致的泪液质和量异常、泪膜稳定性下降,出现眼部不适和(或)眼表组织损害为特征的多种疾病的总称。

一、中医学对本病的认识

干眼症在中医学里属于白涩症,白涩症最早出现在《审视瑶函·卷之三·

白痛》。《黄帝内经》认为眼目之所以能视万物,全靠五脏六腑精气的濡养,若经络不通,气血不能上荣于目,则双目干涩,眼目不舒。

二、临床表现

泪液分泌异常,严重时可使得眼角膜穿孔、溶解,甚至失明。其最常见的症状有干涩感、异物感、烧灼感、痒感、畏光、眼红、视物模糊、视力波动等。此外有研究表明视疲劳也是干眼症常见症状之一。

三、灸法治疗

1. 治疗原则　疏通经络,活血益气。

2. 取穴　攒竹、太阳、睛明、丝竹空、四白、合谷、三阴交、风池、太冲、太溪、百会、足三里。

3. 操作方式　以艾条温和灸,每次施灸15~20min。每日或隔日1次,10次为1个疗程。

四、其他灸法

(一) 代温灸膏

1. 取穴　参照前文。

2. 操作方法　膏药贴至穴位处,每次3h,每日1次,10次为1个疗程。

(二) 温灸盒灸

1. 取穴　同前。

2. 操作方法　以木制温灸盒置于穴位,在灸盒内均匀铺入艾绒或捏碎的艾段,约1cm厚。分多个点点燃,燃完为1壮,局部发烫时可左右移动,每次2~3壮,每日或隔日1次,10次为1个疗程。

五、按语

注意用眼卫生。

第六章

不同健康人群的灸法养生

第一节　学龄前儿童的灸法养生

一、小儿的生理特点

（一）脏腑娇嫩、形气未充

所谓脏腑娇嫩、形气未充是指小儿出生以后，五脏六腑都是娇嫩的，其形体结构、四肢百骸、筋骨筋肉、精血津液、气化功能都是不够成熟和相对不足的。具体表现在肌肤柔嫩、腠理（皮肤、肌肉的纹理）疏松、气血未充、脾胃薄弱、肾气未固、神气怯弱、筋骨未坚等方面。

（二）脾常不足

幼儿脾胃功能薄弱，消化食物功能较差，而脾胃又是气血的源头。此外，幼儿发育迅速，生长旺盛，营养需求相对增加。

（三）肺常不足

幼儿抵抗力较弱，肺脏又娇嫩，容易被外邪所侵，所以幼儿比成人更容易患流行性疾病。

（四）肾常不足

幼儿发育尚不完全，肾是主导生长发育的，其他脏腑功能也跟肾有关系。所以幼儿生长发育，抗病能力以及骨髓、脑髓、发、耳、齿等正常发育与功能皆与肾有关。

（五）肝常有余

小儿时期,生长旺盛、发育迅速。生理上,肝主人体生发之气,唯肝气生发,五脏方能健壮。病理方面,小儿抗病能力弱,患病后易出现惊风、抽搐等症状。因而,"肝常有余"是对小儿易动肝风这一特点的总结。

（六）小儿心常有余

小儿初生,知觉未开,见闻易动,故生理上表现为神怯,易喜易怒易惊。病理上,心神易被干扰,出现悸动不安、发热、抽搐、神昏。

（七）生机蓬勃、发育迅速

小儿为稚阴稚阳之体,生长发育迅速,机体对食物的需要相对比成人迫切。

二、灸法养生

1. 原则　促进生长发育,预防疾病。

2. 取穴　身柱、大椎、风门、三阴交。

3. 操作方式　以艾条温和灸,每次施灸15~20min。每日或隔日1次,10次为1个疗程。

三、其他灸法

（一）代温灸膏

1. 取穴　参照前文。

2. 操作方法　膏药贴至穴位处,每次3h,每日1次,10次为1个疗程。

（二）温灸盒灸

1. 取穴　同前。

2. 操作方法　以木制温灸盒置于穴位,在灸盒内均匀铺入艾绒或捏碎的艾段,约1cm厚。分多个点点燃,燃完为1壮,局部发烫时可左右移动,每次2~3壮,每日或隔日1次,10次为1个疗程。

第二节　中老年人群的灸法养生

中老年期是人生的关键时期,也是养生保健的重要时期。老年人由于阴气日减,阳气日衰,体内器官功能都会日趋衰退,这是中老年人同时患有多种疾病的主要原因。艾灸相关穴位可以调节脏腑功能,促进机体的新陈代谢,提高机体免疫力,有效预防疾病。

一、灸法养生

1.原则　补阴扶阳。

2.取穴　大椎、中脘、神阙、足三里、涌泉、关元。

3.操作方式　以艾条温和灸,每次施灸15~20min。每日或隔日1次,10次为1个疗程。

二、其他灸法

(一)代温灸膏

1.取穴　参照前文。

2.操作方法　膏药贴至穴位处,每次3h,每日1次,10次为1个疗程。

(二)温灸盒灸

1.取穴　同前。

2.操作方法　以木制温灸盒置于穴位,在灸盒内均匀铺入艾绒或捏碎的艾段,约1cm厚。分多个点点燃,燃完为1壮,局部发烫时可左右移动,每次2~3壮,每日或隔日1次,10次为1个疗程。

（三）麦粒灸

1.取穴　大椎、中脘、足三里、关元。

2.操作方法　施灸前可先在拟灸腧穴部位涂以少量凡士林,便于艾炷黏附。然后将麦粒大小的艾炷置于腧穴,从上端点燃施灸,当艾炷燃尽,易炷再灸,直至拟灸壮数灸完为止。

第七章

四季灸法养生

"人以天地之气生，四时之法成。"自然界是人类赖以生存的环境基础，人与自然相应，受自然规律和法则的约束，自然界的任何运动和变化均可直接或间接影响人体。《素问·六微旨大论》云："气之升降，天地之更用也。"天地之间阴阳二气有规律地升降出入、此消彼长产生日夜变换、四季更迭，每个季节时令都有不同的主气，正如《素问·厥论》所说："春夏则阳气多而阴气少，秋冬则阴气盛而阳气衰。"

《素问·四时刺逆从论》载："春者，天气始开，地气始泄，冻解冰释，水行经通，故人气在脉。夏者，经满气溢，人孙络受血，皮肤充实。长夏者，经络皆盛，内溢肌中。秋者，天气始收，腠理闭塞，皮肤引急。冬者盖藏，血气在中，内着内髓，通于五脏。"说明人体经气盛衰与天地之气变化相应。

第一节　春季灸法养生

《素问·四气调神大论》云："春三月，此谓发陈，天地俱生，万物以荣，夜卧早起，广步于庭，被发缓形，以使志生，生而勿杀，予而勿夺，赏而勿罚，此春气之应，养生之道也。逆之则伤肝，夏为寒变，奉长者少。"

春为一年之始，阳气始生，万物萌发，欣欣向荣。春季阳气生发，正是推陈出新的时期，温暖多风，适于细菌、病毒等微生物的生存和传播，因此，春季外感热病较多。一般春季多发生风温、春温、温毒、瘟疫等病。从西医角度看,即是感冒、流感、急性支气管炎、肺炎、流脑、麻疹、猩红热、腮腺炎等。尤其是感冒和流感最多。据研究调查,约有85%的人群,平均一年要患3次感冒。

肝在时应春,肝主疏泄,喜条达而恶抑郁,为"阴中之少阳",故与春气相通。春季天气转暖而风气偏盛,人体之肝气应之而旺,故肝气偏旺、肝阳偏亢或脾胃虚弱之人,在春季易致疾病复发或加重。春季多风,风属木,故风气通于肝,临床上凡动摇不定、善行数变的病证,多称为"肝风"。

春季灸法养生的主要内容包括:

1. 春季五行属木,对应人体五脏之中的肝脏,所以春季的养生以养肝为主。可灸穴位:太冲穴、足三里穴。

2. 春季亦是皮肤病、心脑血管病等高发期,此时艾灸对全年的健身防病都是十分有利的,可起到事半功倍的效果,可选穴位:足三里穴、内关穴。

3. 春季养生保健艾灸气海、曲池等穴位可助阳气生发,预防疾病发生。

4. 春季病毒高发,艾灸可以有效治疗感冒、预防病毒侵袭。艾烟具有很强的杀菌效果,尤其是对付病毒性的流行疾病。可选穴位:迎香、印堂、太阳、大椎、肺俞、神阙、足三里。以艾条温和灸,每次施灸 15~20min。每日或隔日1次,10次为1个疗程。

5. 室内空气消毒:艾灸后不要急于开窗换气,让艾烟在室内有一个充分的循环,停留5~10min再开窗换气,这样可以起到室内各个角落的消毒作用。

第二节　夏季灸法养生

《素问·四气调神大论》云:"夏三月,此为蕃秀,天地气交,万物华实,夜卧早起,无厌于日,使志无怒,使华英成秀,使气得泄,若所爱在外,此夏气之应,养长之道也。逆之则伤心,秋为痎疟,奉收者少,冬至重病。"

夏季天气炎热,万物生长旺盛,而心属火,阳气最盛,为阳中之阳,同气相求,故心与夏相应。若心阳虚衰之人,其病情常在夏季缓解;而阴虚阳盛之人,在夏季又往往加重,此即《素问·四气调神大论》所述之"阳胜则身热……能冬不能夏"。

暑令酷热多雨,脾胃功能虚弱,所以湿热邪气常乘虚而入,容易引起疰夏和中暑等病。疰夏之症是因脾胃功能呆滞,加之暑月调理不当,又感暑湿之邪所致。其主要表现为:胸闷纳呆,四肢无力,精神委靡,微热似睡,汗多,便溏,日渐消瘦等。其治疗方法主要是芳香悦脾、辟秽化湿、减少食量、清淡饮食、少吃油腻,以使脾健胃和。

又从小暑到立秋的一段时间,前后分为三伏,又称"伏夏",在这段时间内是全年气温最高、阳气最盛的时候。根据中医学"春夏养阳"的原则,一些冬季常发的慢性病及一些阳虚阴寒内盛的疾患,如老年慢性支气管炎、肺气肿、肺心病、支气管哮喘、慢性腹泻、虚寒性胃痛、腹痛、腰痛、肢体痛等,可以通过伏天的调养治疗,使病情好转,有的还可以根除。

夏季灸法养生的主要内容包括:

1."三伏灸" 是在三伏天时进行保健治病的疗法,是中医时间医学、针灸学与中药外治相结合的一种疗法,极具中医特色。其原理是利用自然界阳气最盛的三伏天,根据所要预防的疾病,在对应穴位处敷贴中药,以达到灸治的效果。

三伏灸的时间有严格规定,即初伏、中伏、末伏。"三伏"是指三个农历节日,古医书载,伏日必是庚,庚属金,与肺相配,祖国医学认为,寒来暑往,时序变迁,对人体关系至大。具体三伏灸的分类方法包括隔姜(附子饼)艾炷灸、铺蒜脊柱长龙灸、温灸器灸以及发泡灸(又名天灸),而其中以发泡灸最为易简便利,隔姜(附子饼)艾炷灸为常见。

2.寒性疾病的防治 夏季是全年气温最高,阳气最盛的时候,可以最大限度地以热治寒、鼓舞阳气,驱散体内寒气,调整阴阳,从而达到减少冬季发病频率或彻底根治疾病的效果,需要调养身体的一定要把握住这个时机。因此,会有冬病夏治的说法,此疗法源于《黄帝内经》提出的"春夏养阳、秋冬养阴"。常用冬病夏治疗法的疾病有:老年慢性支气管炎、肺气肿、肺心病、支气管哮喘、慢性腹泻、虚寒性胃痛腹痛、腰痛、肢体痛等。

需要注意的是,由于此时阳气旺盛,须注重施灸循序渐进,灸量宜由小到大;施灸顺序亦十分重要,否则易变生火热之邪。正确施灸顺序为:先灸上部,次灸下部;先灸腰背部,再灸胸腹部;先灸头部,而后灸四肢;先灸阳经穴位,再灸阴经穴位。在施灸时还需结合病情,因病制宜,不可拘泥。

第三节 秋季灸法养生

《素问·四气调神大论》曰:"秋三月,此谓容平。天气以急,地气以明,早卧早起,与鸡俱兴,使志安宁,以缓秋刑,收敛神气,使秋气平,无外其志,使肺气清,此秋气之应,养收之道也。逆之则伤肺,冬为飧泄,奉藏者少。"

秋气肃杀,气候干燥,气温多变,而肺为娇脏,不耐寒热,稍有变化则易生出疾患。秋季多见肺系疾病,如鼻炎、鼻出血、咽喉肿痛、咳嗽、感冒或时行感冒等。此外,由于秋季暑湿未消,容易发生泄泻等脾胃疾病。

秋季养生更强调脾肺调护,通常可重点灸肺俞、中脘、膻中、足三里等穴,以扶助正气。艾灸时长应以灸至局部潮红甚微微起泡为宜,可根据具体情况选用姜、盐、蒜等做隔物灸。

秋季灸法养生的主要内容包括:

1. 体虚易感患者需预防感冒。可温和灸风门、肺俞、足三里等穴位。每日每穴灸15min左右。

2. 预防流行性感冒。在流行性感冒等传染性疾病的传播过程中,可以通过温和灸（悬灸）足三里穴，以增强机体的抵抗力，配合早睡早起，可以有效预防流行性感冒的发生。

3. 秋季腹泻。夏末秋初，腹泻多发，可自行温和灸足三里、天枢等穴位以自我保健、预防。如果腹泻严重，也可酌情配合脾俞、大肠俞合用。

第四节　冬季灸法养生

《素问·四气调神大论》曰："冬三月，此谓闭藏。水冰地坼，无扰乎阳。早卧晚起，必待日光，使志若伏若匿，若有私意，若已有得，去寒就温，无泄皮肤，使气亟夺。此冬气之应，养藏之道也。逆之则伤肾，春为痿厥，奉生者少。"

冬季严寒，万物蛰伏，人亦应以"闭藏"为要，反之则易伤肾。中医认为，肾为全身阴阳之根，是维持人体正常生命活动至关重要。艾灸作为冬季养生的首选，尤其适合体质虚寒的人群，如手足冰冷、乏力等。

1. 骨关节疼痛、腰膝冷痛。中医认为肾主骨，冬季肾气固护不利，则容易出现骨节冷痛、肌肉痉挛拘急等症状。可以选用肾俞、命门、关元、足三里等穴位温和灸。

2. 呼吸系统疾病。呼吸系统疾病是老年群体常见基础疾病，老年人肾气本就不足，冬季严寒之际温肾扶阳，能大大降低这些呼吸系统疾病急性发作或加重的概率。常可选用：风门、肺俞、足三里、膻中等穴，灸至局部微微发红或有温热感。

3. 泌尿生殖系统疾病。中医认为肾阳亏虚，容易导致尿频尿急、阳痿、遗精等症状。可选用肾俞、关元、命门等穴位，以温热为度。

俗话说："三九补一冬，来年无病痛。"尤其在冬至前后，气温骤降，是冬季最冷的一段时间，也是急危重病、老年病病情恶化概率最高的时间段，尤其要注意防护，坚持艾灸。